DE LA

CACHEXIE PALUDÉENNE

EN ALGÉRIE,

PAR

M. CATTELOUP,

Médecin en chef de l'hôpital civil et militaire de Tlemcen.

PARIS,

IMPRIMÉ PAR HENRI ET CHARLES NOBLET,

RUE SAINT-DOMINIQUE, 56.

1852

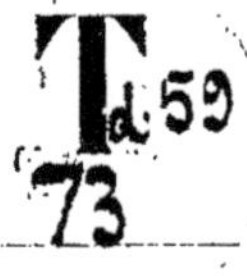

CACHEXIE PALUDÉENNE

EN ALGERIE.

DE LA

CACHEXIE PALUDÉENNE

EN ALGÉRIE,

PAR

M. CATTELOUP,

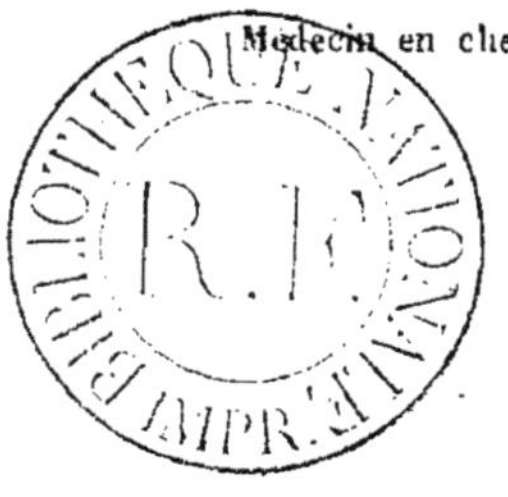

Médecin en chef de l'hôpital civil et militaire de Tlemcen.

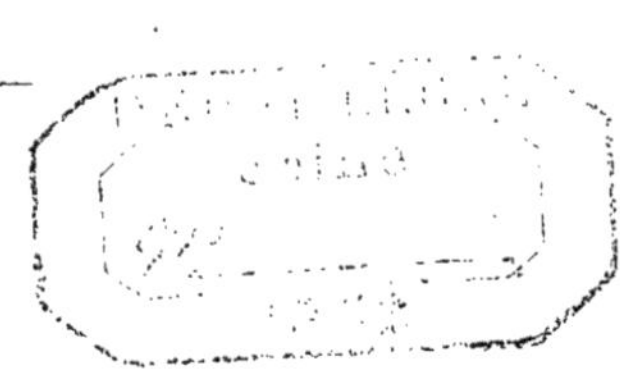

PARIS,

IMPRIMÉ PAR HENRI ET CHARLES NOBLET,

RUE SAINT-DOMINIQUE, 56.

—

1852

DE LA

CACHEXIE PALUDÉENNE

EN ALGÉRIE.

Si l'on consulte les auteurs anciens et modernes qui se sont occupés d'une manière spéciale des fièvres intermittentes, on voit qu'ils ont eu principalement pour but de faire connaître la maladie à l'état aigu. Leurs travaux laissent trop souvent à désirer en ce qui concerne les divers états consécutifs à ces pyrexies. C'est après avoir reconnu ce qu'il y a sur ce point d'incomplet dans la science, à laquelle nous avons souvent demandé des conseils, qu'il nous a paru utile d'élargir un sujet aussi important, en faisant connaître aujourd'hui nos recherches.

Dans l'histoire médicale de l'Algérie, l'observation des faits nous oblige à classer les causes pathogéniques en deux catégories : 1º les causes climatériques

1

(milieu atmosphérique ou météorologique), qui comprennent la chaleur, le froid, l'humidité, l'électricité, la pesanteur de l'air, les variations de température, etc.; 2° les causes indépendantes du climat, mais qui en reçoivent une grande influence, une grande activité : ce sont les miasmes, les habitations, les eaux, le genre d'alimentation. Ce sont là les deux ordres de modificateurs extérieurs avec lesquels nos organes doivent se mettre en harmonie dans le nouveau climat, et cette harmonie, qui constitue l'état de santé, sera d'autant plus difficile à acquérir, que l'action des modificateurs sera plus opposée à l'âge, au sexe, aux travaux, au tempérament, aux habitudes, à la constitution, au moral, au genre de vie, et enfin aux maladies antécédentes de l'émigrant. A ces deux ordres de causes générales, auxquelles s'associent plus ou moins les causes individuelles, correspondent deux manifestations morbides principales : 1° la maladie paludéenne avec toutes ses formes; 2° la diarrhée ou la dyssenterie, avec ses complications, deux groupes distincts dont nous allons essayer de signaler les différences les plus saillantes.

Un fait essentiel qui sépare ces deux affections, c'est que la fièvre peut être le produit d'une seule cause, le poison miasmatique, tandis que la dyssenterie en admet un grand nombre dont le concours est nécessaire à son développement. Nous citerons, parmi ces causes multiples, celles surtout qui appartiennent au climat, l'instabilité atmosphérique, un haut degré de température et l'humidité, diversement combinées avec les modifications organiques fournies par l'individu. Un grand nombre de ces influences se montrent sous tous les climats, mais elles sont beaucoup plus actives dans les pays chauds.

Au moyen d'un régime bien entendu, il est possible de se préserver de la dyssenterie, car on s'habitue aux causes qui la développent. En Afrique, on peut la conjurer avec l'hygiène qui convient aux pays chauds. Il n'en est pas de même pour les fièvres.

L'organisme peut sans doute rester plus ou moins longtemps, en quelque sorte, imperméable aux miasmes, ou bien, s'il les absorbe, les neutraliser sans aucun trouble sensible. Nous voyons, en effet, les habitants de la Bresse et nos indigènes de certaines tribus vivre au milieu des miasmes sans offrir des perturbations bien remarquables dans leur santé. L'intoxication chez eux s'est faite avec lenteur et à petites doses. Mais leur physionomie particulière, l'empreinte qui les distingue, si bien décrite par M. Nepple (1), ne prouve-t-elle pas une altération profonde dans les éléments organiques du sang, premier degré d'une cachexie qui souvent deviendra mortelle à la longue? On ne s'acclimate donc pas contre l'impaludation, tandis qu'on ne peut se soutraire aux causes de la dyssenterie, qui n'a été si meurtrière, il y a quelques années, dans notre subdivision de Tlemcen, que parce que la guerre portait avec elle la plus grande partie des influences morbides de cette affection. En 1843, nous avons eu, par suite de dyssenterie, 1 décès sur 5,8; en 1846, 1 sur 6,5; en 1844, 1 sur 6,8; en 1845, 1 sur 6,9, et depuis la reddition d'Abd-el-Kader, depuis que les troupes ont pu vivre dans de meilleures conditions d'hygiène, non-seulement le nombre des affections intestinales a considérablement diminué, mais la mortalité par dyssenterie est tombée de moitié. Ainsi, à Tlemcen, elle a fourni 1 décès sur 14 en 1848; en 1849, 1 sur 12; et en 1850, 1 sur 14,5. La dyssenterie survient quelquefois chez des individus chez lesquels l'intoxication s'est faite graduellement et avec lenteur au milieu des effluves; c'est lorsque de nouvelles causes climatériques hygiéniques surgissent et interviennent comme causes déterminantes. La dyssenterie se montre dans ces cas comme la pneumonie dans la chlorose, ou des phlegmasies locales dans la cachexie sy-

___

(1) Essai sur les fièvres intermittentes, par M. Nepple, Paris 1828.

philitique saturnine. Elle n'est pas plus occasionnée par le miasme, que ces inflammations locales ne sont le résultat direct des cachexies au milieu desquelles elles se déclarent. Ces dyssentériques ainsi débilités offrent l'empreinte caractéristique de l'intoxication; mais nous ne l'avons jamais observée chez ceux que la dyssenterie frappait d'emblée. Bien plus, l'absence de ce cachet particulier dans la dyssenterie chronique, sans intoxication préalable, a été pour nous l'indice certain, malgré la détérioration de l'économie, qui nous a servi à différencier à première vue la cachexie paludéenne de cette affection chronique de l'intestin. Or, si le miasme provoquait toujours la dyssenterie, pourquoi ne remarquerait-on pas dans tous les cas cette altération de couleur de la peau, l'un des symptômes les plus saillants de la cachexie paludéenne?

Nous savons que l'impaludation n'a jamais produit d'inflammation splénique bien caractérisée. Dans nos recherches nombreuses sur les maladies du foie (1), nous n'avons jamais observé que l'hépatite et les abcès consécutifs eussent directement et uniquement pour point de départ une fièvre paludéenne. On voit souvent des engorgements et des ramollissements de la rate et du foie à l'autopsie de ceux qui ont succombé à la suite de fièvres, mais des abcès, jamais. Dans la dyssenterie, au contraire, rien de plus fréquent qu'une hépatite coïncidente et des foyers purulents dans le foie. Ces inflammations, ces abcès hépatiques ne sont pas dans un rapport constant de fréquence avec le nombre et la gravité des fièvres, car, s'il en eût été ainsi, que d'abcès hépatiques auraient été révélés à l'autopsie dans les fièvres de Bone, de Bouffarick, du Fondouk, etc., lorsque ces fièvres se présentaient avec une mortalité si effrayante!

Il n'en est pas de même pour la dyssenterie. Par-

---

(1) Mémoire sur la coïncidence de l'hépatite et de la dyssenterie (Recueil de mém. de méd. milit., T. 58, 1845), par M. Catteloup.

tout où elle sévit, depuis Nemours et Tlemcen jusqu'à Biskara, les hépatites et les abcès du foie s'offrent d'autant plus souvent, que l'inflammation du colon est plus grave et plus fréquente. Il en résulte que l'hépatite et les abcès du foie ne sont pas plus que la dyssenterie sous la dépendance directe des miasmes, et que, comme cette dernière affection, ils sont déterminés principalement par les causes climatériques, associées aux infractions hygiéniques. Nous ne voulons pas dire qu'ils excluent une intoxication préalable, mais, à coup sûr, ils n'exigent pas pour naître cette modification anormale de l'économie.

Enfin, si la dyssenterie et l'hépatite coïncidente ou consécutive n'étaient que les anneaux d'une chaîne dont la fièvre tiendrait l'un des bouts, suivant l'expression de M. Haspel (1), tout traitement qui n'aurait pas pour base le sulfate de quinine ou ses succédanés, serait impuissant et très-imparfait. Or, sur 5,496 dyssenteries que nous avons traitées, depuis 1842, en Algérie, les fébrifuges n'ont été prescrits qu'exceptionnellement et dans un très-petit nombre de cas, et nous avons obtenu néanmoins 4,835 guérisons. En serait-il de même pour les fièvres, si nous avions retranché ainsi le sulfate de quinine de notre thérapeutique? Le traitement démontre donc aussi que la dyssenterie et ses complications n'ont pas leur origine dans l'impaludation.

Effets de l'impaludation.

Lorsque l'impaludation se fait sans troubles sensibles dans l'organisme, la physionomie prend les caractères de l'indigène. L'individu devient blême, l'embonpoint s'efface, les forces physiques diminuent, l'appétit languit ; tout travail intellectuel de longue durée devient pénible ; le repos et la paresse ont remplacé l'activité musculaire ; toutes les fonc-

---

(1) *Gazette médicale*, année 1849, p. 136.

tions s'affaiblissent, excepté deux toutefois qui s'exaltent : la perspiration cutanée, et la sécrétion biliaire; en un mot, l'organisme s'est assimilé entièrement les conditions compatibles avec le climat. L'économie est moins disposée aux réactions intenses, moins impressionnable aux causes morbides. dont l'action est si redoutable aux tempéraments sanguins, si riches et si complexes, et. par conséquent, plus exposés aux maladies aiguës. Mais si, avec cette modification organique précieuse, on est devenu moins apte à donner prise aux causes morbides, peut-on se considérer comme ayant acquis un privilège d'immunité contre les maladies endémiques? Non, sans doute, car les régnicoles eux-mêmes n'en sont pas affranchis.

Si, au contraire, l'impaludation est pénible, ou l'on est frappé tout-à-coup par la fièvre avec toutes ses formes, ou bien l'on tombe dans un dépérissement lent, décrit, par les médecins des pays chauds, sous la dénomination d'accidents de l'acclimatement; il s'établit alors une modification profonde de l'organisme. mais ne se traduisant pas encore en manifestations pathologiques appréciables, ni en localisations viscérales permanentes. Cette intoxication paludéenne lente a été justement comparée par M. Boudin à l'intoxication primitive produite par les émanations saturnines, lorsque ces émanations n'ont pas encore provoqué de manifestations statiques ou dynamiques.

Nous considérons cette phénoménisation morbide comme le premier degré de la maladie paludéenne que M. Duchassaing (de la Guadeloupe) (1) a décrite le premier sous ce nom. Cet état primitif et antérieur laissera des états morbides consécutifs, qui constituent l'affection générale dont nous allons nous occuper.

----

(1) *Etudes sur la maladie paludéenne*, par M. Duchassaing (Gaz· méd., 1850, n° 21).

Comme il est très-logique de désigner sous le nom d'affections limniques ou paludéennes, les pyrexies intermittentes et la grande majorité des fièvres continues des pays chauds, nous croyons ne pouvoir mieux faire, pour caractériser les états morbides consécutifs, que d'adopter l'expression de *cachexie paludéenne*, sans toutefois affirmer que ces pyrexies soient, dans tous les cas, dues uniquement à l'agent miasmatique.

Dans son acception la plus générale, la cachexie paludéenne est une affection de tout l'organisme, dépendant d'un affaiblissement profond du système nerveux, d'une altération du sang, produisant le plus souvent des déterminations morbides locales dans les viscères, le cerveau, le poumon, le foie, la rate, etc.; des hémorrhagies passives et des suffusions séreuses, perturbations organiques ayant généralement pour origine l'intoxication miasmatique ou paludéenne.

Quoique l'ensemble de ces lésions soit ordinairement consécutif à une affection primitive, il est très-difficile, dans certains cas, d'établir une ligne de démarcation entre l'état aigu et la cachexie consécutive; car, comme nous l'avons déjà dit, lorsque l'absorption du miasme se fait avec lenteur, des symptômes d'altération du sang se déclarent d'emblée, et, d'un autre côté, les accès fébriles ne cessent pas toujours une fois l'altération générale développée. Dans ce dernier cas, les accès intermittents reviennent encore de temps en temps.

Description de la cachexie.

Etant ordinairement consécutive aux fièvres intermittentes, elle commence à se manifester aussitôt que les chaleurs décroissent, c'est-à-dire dans les premiers jours d'octobre. C'est pendant les mois de décembre et de janvier qu'elle présente les caractères les plus meurtriers. Vers le printemps, au milieu d'avril, il ne reste plus qu'un petit nombre de malades, ayant encore quelques traits de la physionomie cachectique. Un grand nombre a succombé, une partie a été évacuée sur France, les autres ont guéri.

Nous diviserons l'année de l'Algérie en trois périodes. La première comprend : les mois de juin, juillet, août ; c'est l'époque où les maladies endémo-épidémiques ont atteint leur maximum de fréquence. La seconde comprend les mois d'octobre, novembre, décembre, janvier, février, mars ; c'est la plus longue ; elle est caractérisée par les affections consécutives aux maladies de l'été, la cachexie qui nous occupe, avec les transformations diverses qui la constituent, et par quelques maladies sporadiques, interposées, pour ainsi dire, au milieu des affections chroniques. La troisième époque comprend avril, mai ; c'est la plus courte. Quelquefois, selon les années, elle commence plus tôt et finit plus tard ; alors, elle admet en plus le mois de mars, quand elle est signalée plus tôt, ou le mois de juin, quand elle se prolonge. Cette période possède un état neutre, les maladies franches n'ayant aucun lien avec les affections endémo-épidémiques.

A l'approche des premiers froids, lorsque l'humidité, largement répandue dans l'atmosphère, se condense le matin en brouillards blanchâtres qui enveloppent les collines et les vallées, ou s'étendent sur les plaines, c'est le moment où les fièvres offrent les rechutes les plus fréquentes, et où la cachexie paludéenne commence à présenter ses premiers symptômes, quelquefois, mais rarement, à la suite d'une seule invasion, le plus souvent après plusieurs rechutes. Nous la voyons apparaître lorsque les malades n'ont pu être qu'incomplètement traités d'une affection paludéenne primitive, parce que le sulfate de quinine n'a pas été continué assez longtemps, ou bien lorsque la maladie a continué malgré un traitement méthodique.

Symptômes.

Nous placerons en première ligne l'altération de la couleur de la peau. C'est le trait caractéristique le plus saillant, qui ne manque jamais, et que l'observateur le moins exercé saura distinguer à la première vue. C'est une coloration plus ou moins foncée, légèrement bistre, ressemblant assez bien au teint d'un homme journellement exposé aux rayons d'un soleil ardent. Mais il y a une grande différence dans les deux cas : chez ce dernier, bien portant, le teint jaunâtre n'existe que sur les parties découvertes, et les chairs, qui n'ont pas perdu leur fermeté, annoncent la vigueur et la santé ; tandis que dans la cachexie, outre la coloration anormale répandue sur toute la surface cutanée, le visage offre un air de langueur, avec moins de vivacité dans le regard, accompagné d'une légère bouffissure, résultant d'un commencement d'infiltration séreuse. Les chairs sont molles le plus souvent, et, dans quelques cas, elles conservent encore une certaine tonicité. Les mouvements sont alanguis et moins énergiques. Les malades se plaignent ordinairement d'une céphalalgie opiniâtre, de pesanteur de tête, d'insomnie, d'étourdissements, de sifflements dans les oreilles. Leur marche est toujours faible et pénible, et la station debout, longtemps prolongée, provoque des lassitudes et des défaillances. Dans certains cas, rares il est vrai, quand ils veulent marcher, ils vacillent comme des hommes ivres, et, pour ne pas tomber, ils sont forcés de s'appuyer sur les objets qu'ils rencontrent. Leurs bras et leurs mains manquent de précision, et sont agités de mouvements saccadés. Les facultés intellectuelles sont intactes, mais souvent engourdies. Ils sont tristes, apathiques, indifférents, et, quand on les interroge, ils accusent une langueur générale dont ils ne peuvent déterminer le siège. A un haut degré, cet engourdissement du système nerveux est porté jusqu'à l'insensibilité. Alors, on observe de la stupeur et du coma.

Dans les cas d'intoxication lente. les sujets sont indolents, paresseux, sans énergie. Tout en eux annonce une profonde asthénie de l'organisme. Ils sont vieillis avant l'âge. Voyez nos anciens militaires : ceux de 35 à 40 ans ont déjà les attributs de la vieillesse. Leur visage est sillonné de rides, et leur peau, molle et flétrie comme celle des vieilles femmes, semble approcher de l'état de décrépitude.

Cette altération anormale de la peau est bien différente de l'aspect et du changement qu'offre la peau des malades atteints de dyssenterie chronique. Chez ceux-ci, elle est sèche, rude au toucher, et ne transpire pas. Le teint n'est pas aussi jaunâtre. La surface cutanée se recouvre de squammes furfuracées, s'enlevant par le frottement, recouvertes de callosités très-épaisses, très-dures, creusées de profonds sillons. Dans la cachexie, la peau est plus onctueuse, plus moite, à moins qu'il n'y ait une fièvre continue. Dans ce cas, elle est brûlante et aride avant de se couvrir de sueur.

Dans l'intervalle des accès ou des exacerbations, et quand il n'y a pas de mouvement fébrile, le pouls est d'une lenteur remarquable. Nous l'avons vu descendre à 37 pulsations. Il est mou, dépressible, quelquefois ondulent, dicrote, s'il y a imminence d'hémorrhagie. A l'auscultation, les battements du cœur, moins forts et moins énergiques, font entendre un bruit de souffle au premier temps. Le sang est très fluide, et n'offre ni couenne ni caillot. Il est, au contraire, diffluent, défibriné. Dans quelques cas, une véritable diathèse hémorrhagique se déclare ; alors, le sang faisant irruption hors des vaisseaux, on voit apparaître des épistaxis, des hémoptysies, des stomatorrhagies, des ecchymoses, des macules violettes sur la peau, des collections sanguines dans le tissu cellulaire, des ramollissements sanguins dans le foie et dans la rate. La moindre lésion traumatique, de simples piqûres de sangsues provoquent un écoulement de sang difficile à arrêter. Les symptômes de l'anémie se prononcent, et on remarque un abaissement notable dans le chiffre des globules, en même temps que la diminution de l'albumine, dont la présence est souvent constatée dans les urines, quoiqu'il n'existe aucune altération dans la substance des reins.

Une fois ces deux symptômes déclarés principaux éléments de la cachexie, on voit survenir, qu'il y ait obstacle ou non à la circulation, des suffusions séreuses.

Au début de la maladie, on n'observe qu'une légère bouffissure de la face, un peu d'œdème aux paupières, et une petite infiltration des malléoles, disparaissant par la position horizontale. Mais quand la cachexie est plus profonde, les hydropisies sont plus générales et plus fortes. L'ascite est la plus fréquente, souvent indépendante de l'hypertrophie du foie et de la rate. Puis viennent, par ordre de fréquence, l'anasarque, les collections séreuses dans le crâne, dans la plèvre, dans le péricarde, l'infiltration ou l'œdème du poumon, du larynx, du foie. Lorsque l'ascite se prononce en même temps qu'il existe un engorgement du foie ou de la rate, l'épanchement est très-peu sensible au moment où ces organes sont très-engorgés; mais il se prononce davantage au fur et à mesure qu'ils diminuent de volume.

Les malades n'ont pas précisément de dégoût pour les aliments, mais la faim ne les stimule pas, comme dans la dyssenterie chronique, et ils ne mangent qu'après qu'on les a forcés de prendre des aliments qui doivent les réconforter. La langue est ordinairement recouverte d'un enduit blanchâtre peu épais, ou elle est blafarde comme celle des indigènes qui se nourrissent mal. Les lèvres sont blêmes. La soif ne se fait pas généralement sentir, à moins qu'il n'y ait une exacerbation fébrile.

Lorsque les accidents primitifs ont été combattus par des doses suffisantes de sulfate de quinine, la fièvre ne se représente pas, ce qui est très-avantageux. Mais il est bien plus fréquent d'observer le contraire. Les épiphénomènes ont survécu. La fièvre, il est vrai, ne se représente plus à des périodes fixes, les stades sont irréguliers, l'un d'eux fait défaut. Souvent on observe, à des intervalles plus ou moins éloignés, une série de véritables accès complets, reparaissant aux mêmes heures. Quelquefois le frisson est à peine sensible, la chaleur arrivant tout de suite à son summum d'intensité; d'autres fois, la chaleur ou les sueurs se montrent d'emblée.

Complications.

Lorsqu'il survient des complications, elles ajoutent sensiblement à la gravité des accidents ordinaires. Les unes sont liées à l'existence de la cachexie, dépendantes de la modification profonde subie par l'organisme, et ne doivent pas être étudiées dans ce chapitre. Nous ne devons nous occuper que des complications indépendantes de cette altération de l'économie. Nous les rangerons par ordre de fréquence. Ce sont : la diarrhée ou la dyssenterie, la bronchite, et la pneumonie.

Elles ne doivent pas figurer parmi les éléments inhérents à la cachexie, comme l'épistaxis, l'hématémèse, l'hydropisie méningienne, l'œdème du poumon, qui dépendent de la défibrination du sang ou de la prédominance de la sérosité de ce fluide. Elles doivent être considérées comme de véritables phlegmasies intercurrentes, n'ayant aucune connexité d'origine avec l'impaludation, et venant fondre sur l'organisme, de même que l'on voit naître des phlegmasies locales dans la chlorose, la syphilis, et quelquefois, selon certains auteurs, dans le scorbut et la fièvre typhoïde, en un mot dans des circonstances où la constitution est détériorée par des maladies antécédentes. Dans la chlorose, par exemple, chez laquelle on remarque une grande diminution dans quelques-uns des éléments du sang, n'observe-t-on pas des pneumonies avec les caractères francs et lé-

gitimes de l'inflammation, comme si cette phlegmasie avait lieu chez des hommes pléthoriques, jouissant
de la santé la plus robuste ?

Quoique ces complications soient, selon nous, indépendantes de la nature de la cachexie, elles ont
cependant, surtout la diarrhée et la dyssenterie, des
rapports de cause à effet tellement évidents avec les
états morbides consécutifs aux fièvres, qu'elles de-
mandent quelques développements pour que nous
les rattachions à leur véritable cause.

Nous avons dit ailleurs (1) que les engorgements
du foie et de la rate étaient une puissante cause de
dyssenterie. Le sang ne pouvant, sous cet obstacle
permanent, remonter facilement vers le cœur, est
forcé de séjourner dans les ramifications de la veine-
porte plus longtemps que ne le comporte la circulation physiologique, et de s'accumuler dans le tissu
cellulaire de l'intestin. Si, d'autre part, il survient
des indigestions, une irritation, une inflammation
intestinale, la dyssenterie sera imminente. C'est
ainsi qu'elle s'observe à la suite des fièvres intermittentes, parce que le sang s'est considérablement ralenti dans la veine-porte. Quant à la diarrhée, elle
apparaît dans les rechutes, lorsque les malades cou-
verts de sueur éprouvent un refroidissement subit.
Elle est le résultat d'une espèce de répercussion; ou
bien encore, elle est fréquemment due à une indigestion. Vouloir admettre que la dyssenterie ou la
diarrhée soient, dans ces cas, sous la dépendance de
l'impaludation, ce serait vouloir admettre aussi que
la pneumonie dans la chlorose est produite par la
cause qui a donné lieu à cette dernière affection.

Pendant l'hiver, les hommes cachectiques sont souvent atteints de bronchites et de pneumonies, parce
qu'ils n'ont pu se garantir contre les intempéries de
la saison, ou bien plutôt parce qu'ils auront conservé
sur le corps leur chemise mouillée pendant un accès

---

(1) Mémoire sur la dyssenterie des pays chauds, etc. (déjà cité.)

fébrile. Cette cause est bien plus fréquente que le refoulement du poumon dans les cas d'engorgement du foie ou d'une ascite considérable.

Dans la bronchite, la voix est presque toujours rauque, et la toux est rarement suivie d'expectoration. La respiration est pénible, et un râle sibilant s'entend dans toutes les ramifications bronchiques. Du reste, le malade a très-rarement de la fièvre, et il ne ressent aucune douleur dans la poitrine. Cependant, si cette inflammation n'est pas arrêtée dans sa marche, elle aura bientôt franchi les limites de la muqueuse pour se porter dans les vésicules pulmonaires; alors il surviendra une véritable pneumonie, caractérisée par un râle muqueux, légèrement crépitant. N'attendez pas pour porter un diagnostic que l'expectoration devienne sanguinolente; car très-souvent les crachats manquent, et, lorsqu'ils se montrent, ils ne sont presque jamais rouillés. S'il y a de la toux, elle est faible et sans secousses. Cette pneumonie est tout-à-fait distincte de la pneumonie franche. Dans celle-ci, les symptômes physiques sont évidents, les crachats sont visqueux, rouillés, abondants; le pouls est dur, plein et fréquent; la douleur se fait sentir au point correspondant de l'organe enflammé, en même temps que la percussion y fait connaître un son mat, et l'auscultation un râle crépitant sec, un souffle tubaire ou bronchique. Mais dans la pneumonie intercurrente, la plupart de ces symptômes sont nuls ou masqués. La douleur de côté n'existe pas, et les malades, quand on les interroge, ne se plaignent que d'un simple sentiment de gêne. Sans le secours de l'auscultation, qui donne encore des signes très-peu tranchés, on s'exposerait très-souvent à méconnaître cette inflammation pulmonaire. Il nous a fallu quelques méprises, dans les premières années, une longue expérience, et une attention mieux soutenue, pour arriver à la diagnostiquer avec certitude, résultat que l'on obtiendra toujours en combinant les symptômes généraux avec les symptômes locaux.

Une fièvre continue avec un pouls plus ample, la coloration des pommettes, un peu de toux et de gêne dans la respiration, donnent le signal; mais la réaction n'est point énergique, l'état cachectique a émoussé la sensibilité générale. Que l'on ausculte de suite la poitrine, et souvent on entendra le signe pathognomonique. Si le râle crépitant légitime ne se fait pas sentir pendant les mouvements respiratoires, il faudra faire tousser le malade, et alors ce signe sera perçu, ou au moins on entendra un râle sous-crépitant mélangé de râle muqueux à grosses bulles, en même temps qu'il y aura absence de bruit vésiculaire. Le souffle bronchique est constant, cependant il éprouve des modifications dues au râle muqueux des extrémités bronchiques, qui en altèrent la pureté.

Cette phénoménalité particulière qui distingue nonseulement la pneumonie, mais toutes les inflammations sporadiques, est due à la modification apportée dans l'économie par la cachexie paludéenne, modification plus ou moins profonde, mais qui doit apporter de notables changements dans le traitement de ces affections Ainsi, la saignée jugulante, qui fait ailleurs des prodiges, serait ici meurtrière; même lorsque nous sommes forcé de recourir à des émissions sanguines par la veine, nous nous exposons toujours, malgré l'indication formelle de soustraire du sang par cette voie, à accélérer les symptômes cachectiques.

Cette modification de l'économie qui rend les inflammations moins franches, ne s'observe pas seulement en Afrique. M. Nepple (1) l'a signalée dans la Bresse, M. Broeck (2) en a fait mention dans son rapport sur les marais et polders de la Belgique. Elle a été observée aux Antilles, à la Martinique, à la

---

(1) Déjà cité.
(2) Rapport de M. Broeck sur les marais de la Belgique, Gaz. méd. 1847, n° 47.

Guadeloupe (1), partout enfin où l'existence des miasmes est assez puissante pour produire l'impaludation.

Diagnostic.

La cachexie paludéenne pourrait être confondue au premier abord avec celles qui sont produites par la syphilis constitutionnelle, les émanations saturnines, les scrofules, le cancer, le scorbut, et par toutes les maladies organiques qui amènent le dépérissement et l'altération de la constitution ; mais l'étude des causes ferait bientôt disparaître la confusion, devenue impossible par l'observation attentive de l'origine, de la marche et de la succession des faits.

Marche. — Durée. — Convalescence. — Rechute.

La marche de la cachexie est essentiellement chronique et excessivement variable; elle dépend : 1° de la rapidité inconstante avec laquelle les états morbides apparaissent successivement pour entraîner la détérioration de l'organisme ; 2° des complications qui accélèrent très-souvent la perte du sujet. Si l'on ne parvient pas à entraver les symptômes dans leur marche, ils acquerront nécessairement chaque jour une plus grande intensité, sans jamais rester stationnaires.

Quant à sa durée, ce serait vouloir établir des bornes abstraites, que de chercher à la délimiter avec exactitude. La cachexie étant la réunion de plusieurs accidents ou d'états morbides dont la durée est très-inconstante, il est impossible de lui donner dans son ensemble des limites fixes et certaines. Nous pouvons dire tout au plus que la cachexie ne dure pas plus d'un hiver. Pendant cet espace de temps, les malades ont succombé, ou sont entrés en convalescence. Cependant, nous avons vu des hommes conserver pendant plus de deux ans le teint caractéris-

---

(1) **M.** Duchassaing, mémoire cité.

tique jaunâtre, avec des accès de fièvre se renouvelant sans cesse à des intervalles plus ou moins éloignés, déjouant toutes les précautions hygiéniques
et les effets thérapeutiques. Le 10ᵉ bataillon de
chasseurs à pied, qui a fait un long séjour à Lalla-
Marguhia, en 1846, nous en a offert plusieurs exemples, qui se renouvellent dans toutes les localités
réputées malsaines de Sebdou, de l'Isser, de l'Oued-
Cedra, de l'embouchure de la Tafna. Si l'on n'aban-
donnait pas les lieux insalubres dans lesquels l'impaludation s'est faite, il est probable, comme cela
s'observe dans les pays fiévreux et dans nos tribus
vivant au sein des miasmes, que la cachexie aurait
une durée illimitée.

Quand la guérison a lieu, la convalescence s'annonce quelquefois par des sueurs critiques très-abon-
dantes, ou des selles séreuses copieuses, mais plus
souvent par la disparition lente des symptômes les
plus graves. Les exacerbations fébriles ne se renouvellent plus; la dyspnée, les étouffements, occasion-
nés par le moindre mouvement, ne se montrent plus.
Les forces semblent renaître; l'ascite diminue; l'a-
nasarque se dissipe; les urines deviennent plus
abondantes. Le faciès reprend de l'animation, et les
chairs deviennent plus fermes au fur et à mesure que
la sérosité disparaît. L'appétit remplace l'anorexie;
les digestions sont moins pénibles. Les selles, de
diarrhéiques qu'elles étaient, sont moins fréquentes,
et les matières reprennent leur caractère normal.
En un mot, le malade, se sentant moins affaissé,
doué d'une plus grande somme de vie, renaît à l'es-
pérance.

Mais, quoique entrés en convalescence, ceux dont
la cachexie a été profonde ont de la peine à se rétablir; ils conservent pendant longtemps une grande
faiblesse, avec la coloration anormale de la peau.
Chez eux, le retour à la santé ne sera définitif que
par un changement de climat, par le renvoi en
France.

Les rechutes sont excessivement fréquentes Elles ne dépendent pas, surtout à Tlemcen où il n'existe pas de miasmes, de l'influence renouvelée de la cause primitive, d'une nouvelle introduction du principe toxique dans l'économie ; mais elles ont lieu, soit que le sang n'ait pas été suffisamment purgé du miasme, soit plutôt par suite d'infractions hygiéniques, de variations de température. Le médecin doit surveiller attentivement son malade, en palpant et en percutant fréquemment la rate, et surtout en s'assurant chaque jour de l'état des voies digestives. Les malades, comme dans la dyssenterie, ont une grande propension à dissimuler les rechutes, dans la crainte de se voir retrancher leurs aliments, d'autant plus que, une fois l'accès passé, ils se figurent que tout est fini. Quand donc ils présenteront une chaleur anormale suivie de sueur, quelque légère qu'elle soit, le plus faible paroxysme, avec tendance au repos, au sommeil, à la taciturnité; quand, au lieu de se lever pour prendre leur repas, ils gardent le lit, ils ne doivent pas être perdus de vue un instant, car à ce léger paroxysme, à cette somnolence, à ces frissons irréguliers suivis de sueur, à cette faiblesse générale, succèderont bientôt peut-être de la céphalalgie, de la stupeur, des étourdissements, des vertiges, la résolution des membres, le coma, en un mot un accès pernicieux, qui sera l'indice d'une accumulation de sérosité dans la cavité du crâne.

Terminaison.

Les malades qui ne guérissent pas, arrivent au terme fatal, soit par les progrès de l'ascite, de l'anasarque, de l'anémie, des hémorrhagies nasales ou intestinales, un épuisement par défaut de nutrition ou par des selles abondantes, soit qu'il survienne un coma profond, par suite d'un raptus de la sérosité dans le crâne, ou une maladie intercurrente, telle que la pneumonie, une dyssenterie, etc., qui abrègent les jours du malade. Quelquefois, un état typhoïde succède à la cachexie, et le malade meurt à la suite de symptômes adynamiques, au milieu de la plupart des phénomènes que l'on observe dans la fièvre typhoïde.

M. Haspel a décrit une épidémie de fièvres typhoïdes qui a régné à Mascara en 1846 et 1847. Les symptômes de cet état particulier, qui n'est pas la vraie fièvre typhoïde, puisqu'elle manque des caractères pathognomoniques, des ulcérations intestinales, entre autres, ressemblent absolument à ceux que nous avons observés à la fin de notre cachexie paludéenne. Ce sont, en effet, une prostration générale avec fièvre continue ou rémittente, avec exacerbations, une grande sécheresse de la peau suivie de sueurs, la fréquence du pouls, de l'anorexie, de la constipation, qui se termine par des selles copieuses ; une sécheresse de la bouche, avec des fuliginosités, une haleine fétide, quelquefois la gangrène des gencives ou de la joue, la suppuration des parotides, le ventre indolent et mollasse ; des épistaxis, des macules violettes aux jambes, aux bras ; un délire taciturne avec des idées incohérentes ; une otorrhée, de la surdité, puis le coma, et la mort.

L'autopsie ne découvre aucune lésion qui puisse rattacher cette maladie à la fièvre typhoïde. On trouve une altération générale du sang qui est diffluent, et de la sérosité dans le cerveau et le péricarde ; quelquefois la rate et le foie ont un volume considérable ; d'autres fois, leur volume est à l'état normal. Voici du reste quelques observations.

1re OBSERVATION. — B., chasseur au 15ᵉ léger, 23 ans, deux ans d'Afrique, ayant contracté des fièvres rebelles à l'Isser, était en traitement dans le service des blessés pour un ulcère, lorsque, après plusieurs accès de fièvre, il fut évacué dans mon service, le 10 janvier 1842. Il avait déjà eu une épistaxis abondante. A la visite du matin, symptômes suivants : état cachectique, œdème des paupières, amaigrissement général, chloro-anémie, otorrhée. Le pouls est à 100 pulsations, petit et mou. Matité splénique, langue très-rouge, sèche, fuliginosités. Selles volontaires liquides ; plus tard, elles deviennent involontaires. Sulfate de. quinine, toniques. Le 15 janvier, nouvelle épistaxis, difficile à arrêter; fièvre continue, sueurs abondantes. Limonade minérale, toniques, vin de quinquina, sinapisme entre les épaules. L'épistaxis s'arrête. Plus de diarrhée. Le 25, nouvelle hémorrhagie nasale, grande faiblesse, indifférence extrême; commencement de stupeur; fièvre continue, peau brûlante, pouls très-petit. Le 27, délire continu, prostration générale, décomposition des traits, amaigrissement considérable; coma, mort le 29 janvier.

Autopsie. — Sérosité dans le cerveau et dans le péricarde ; poumons exsangues ; cœur ramolli, décoloré ; rate en bouillie, ayant 18 centimètres de longueur, sur 11 de largeur. Le foie est normal, la muqueuse gastro-intestinale est d'un gris ardoisé, parsemée de plaques bleuâtres. Les matières fécales sont montées dans le gros intestin.

2ᵉ OBSERVATION. — C., adjudant sous-officier au 15ᵉ léger, 26 ans, bonne constitution, en Afrique depuis un an, contracta au camp de l'Isser une fièvre quotidienne qui le fit entrer dans mon service le 25 novembre 1842. Il sortit le 8 décembre, se disant guéri. Rentré le 14 décembre, il sortit le 5 janvier. Enfin, il revint pour la troisième fois le 25 janvier. Il offre les symptômes suivants : nausées, soif, enduit muqueux de la langue, tension des hypochondres. Une douleur hépatique fait soupçonner une inflammation du foie, mais cet organe ne dépasse pas ses limites normales. La rate, au contraire, est volumineuse, et se fait sentir sous le rebord de la poitrine qu'elle dépasse. Digestions laborieuses, anorexie, constipation, affaiblissement graduel, teint jaunâtre, sueurs nocturnes, fièvre continue; 100 pulsations. Saignée de 300 grammes, 20 sangsues à la région gastro-duodénale. Le 29, mieux sensible; 90 pulsations; constipation opiniâtre : laxatifs. Le 30 et le 31, éruption rubéolique survenue pendant deux accès de fièvre quotidiens, disparaissant après les accès. Sulfate de quinine. Du 1er au 15 février, persistance de l'anorexie et de la constipation. Exacerbation fébrile tous les soirs ; sueurs nocturnes. Le 15 février, la fièvre a été beaucoup plus longue que les jours précédents. Malgré l'usage du sulfate de quinine et des toniques, l'amaigrissement fait de grands progrès. Le 10 mars, l'état typhoïde se déclare. A la constipation succèdent des selles involontaires, dont les matières offrent une couleur lie de vin ; gargouillement dans la fosse iliaque droite, pouls très-petit, filiforme, 120 pulsations; la peau des membres est jaspée de macules bleues, lenticulaires et irrégulières; chaleur générale. Incohérence dans les idées, réponses lentes; somnolence alternant avec le délire. Le ventre se météorise, la langue et les lèvres se recouvrent de fuliginosités sèches et croûteuses. Soubresauts des tendons, affaissement et prostration successifs; puis sueurs froides et visqueuses. Après trois jours de symptômes encéphaliques, mort le 15 mars dans un marasme assez avancé.

Autopsie. — Teinte ictérique et macules scorbutiques de la peau. Cerveau sain. Poumons exsangues. Le tissu du cœur est jaunâtre et facile à déchirer. La muqueuse de l'estomac est ramollie, grisâtre, et offre quelques arborisations brunes. L'intestin contient un liquide couleur lie de vin, dont la muqueuse semble être imprégnée. Quelques plaques pointillées de noir à la fin de l'iléon, mais point d'ulcérations. Le foie est volumineux, et de la couleur de la litharge. La rate a 16 centimètres de longueur sur 10 de largeur. Ces deux organes ont perdu leur consistance normale.

3e OBSERVATION. — Pra..., Jean, chasseur au 10e bataillon de chasseurs à pied, entra le 21 octobre

1845 dans mon service, pour une fièvre quotidienne, contractée à Lalla-Margnhia. Après plusieurs rechutes, il tomba dans la cachexie, puis dans un état typhoïde compliqué de bronchite. Un ulcère gangreneux lui rongea toute la joue gauche. Il mourut le 26 janvier 1846. Le foie et la rate étaient à leur état normal, et nous ne trouvâmes point d'ulcérations dans l'intestin.

Pronostic.

Le pronostic dépend : 1° de l'intensité des états morbides ; 2° des complications ; 3° de la cause même qui a provoqué la maladie.

1° Lorsqu'il n'y a qu'une simple coloration anormale de la peau, sans hypertrophie du foie ou de la rate, que les chairs ont conservé en partie leur tonicité, que la cachexie n'est pas ancienne, et que les accès fébriles ne s'observent qu'à des intervalles éloignés, cédant, du reste, aisément au sulfate de quinine, le pronostic n'est pas grave. La santé se rétablira après un temps plus ou moins long, surtout si, à l'approche de l'hiver, les hommes peuvent se garantir du froid et de l'humidité, et jouir d'un air salubre et d'une bonne alimentation. Mais, si l'invasion est ancienne, si les malades ont déjà eu plusieurs rechutes, s'ils ont des engorgements de la rate volumineux, ou une diarrhée colliquative, la guérison sera d'autant plus difficile, que le sulfate de quinine a déjà été souvent impuissant, et qu'il faudra le prescrire plus longtemps, à de plus fortes doses, et avec plus de discernement.

Les malades sont-ils plongés dans une extrême faiblesse, ont-ils la marche incertaine, les mouvements saccadés, la maladie sera très-longue, et la guérison douteuse. Un accès pernicieux sera imminent lorsqu'apparaîtront des symptômes de stupeur, de somnolence, d'insensibilité et de résolution des membres, avec strabisme et dilatation de la pupille, et la mort sera inévitable si le médecin, averti à temps par la gravité des phénomènes précurseurs, ne conjure le danger pressant au moyen du sulfate de quinine à haute dose, et de puissants révulsifs.

Le pronostic sera très-sérieux, quand il y aura, par suite d'une modification générale et ancienne de l'économie, des suffusions séreuses, une hydropisie ascite, une anasarque, soit qu'elles dépendent d'un engorgement du foie et de la rate, ou qu'elles soient symptomatiques d'un état séreux du sang. Cependant, un grand nombre de cachexies sont susceptibles de guérison, lorsqu'il ne se présente pas de complications pour accélérer le cours des accidents; car il est encore possible de faire disparaître ces hydropisies, en redonnant au sang des qualités meilleures, en détruisant ainsi la cause qui les a produites.

Les états qui révèlent un grand danger sont : l'état typhoïde consécutif, les hémorrhagies, l'épistaxis, l'hématémèse, les macules, les congestions sanguines qui annoncent de profondes altérations dans les éléments du sang, et rendent, comme dans les épistaxis, le péril imminent.

2º Quelques états morbides, tels que l'hydropisie méningienne, annoncent souvent un danger immédiat. Nous avons vu un œdème de la glotte enlever le malade en moins de douze heures. Les complications ne sont, en général, dangéreuses que parce qu'elles ajoutent à la gravité de la maladie, et qu'elles conduisent très-souvent les malades à un affaiblissement progressif et incurable ; telles sont la dyssenterie ou la diarrhée.

3º La cachexie paludéenne est toujours grave chez les individus forcés de vivre dans l'atmosphère miasmatique, sous l'influence de laquelle la maladie primitive a pris naissance, parce qu'alors l'organisme déjà débilité ne cesse d'absorber de nouvelles doses du principe toxique, qui produisent des rechutes sans cesse renaissantes, et conduisent le malade vers une déplorable détérioration, à laquelle il n'est plus possible d'obvier.

Étiologie.

Les causes essentielles, primordiales de la cachexie sont les miasmes; sans eux la fièvre n'aurait pas lieu, et par conséquent les états morbides consécutifs n'apparaîtraient pas. Nous admettons cette cause unique pour la fièvre, sauf les réserves faites, et nous nous rangeons du côté du plus grand nombre des médecins, sans vouloir discuter les opinions diverses émises à cet égard.

Si la fièvre était combattue au début, s'il n'y avait pas de rechute, nous n'observerions pas tous les désordres consécutifs à cette altération sanguine. Malheureusement, les accidents primitifs ne sont pas toujours arrêtés dès le principe, ou bien le traitement qu'on leur a opposé a été insuffisant, irrationnel, ou enfin le malade est resté assez de temps dans l'atmosphère infectieuse pour que les altérations organiques aient pu se développer et se manifester.

Généralement, on considère comme guéri un malade dont les accès ne reviennent plus depuis plusieurs jours. Mais que, au sortir de l'hôpital, cet individu soit forcé d'habiter un local humide, mal aéré, dans une maison bâtie au-dessous du sol, entourée d'eaux croupissantes et d'immondices qui laissent échapper des émanations très-insalubres, les accès reparaîtront bientôt. Ces causes, même dans le cas où la fièvre n'aurait jamais paru, favoriseraient singulièrement la première manifestation morbide, si le sang était préalablement imprégné du miasme.

Aujourd'hui que l'armée d'Afrique est logée dans des casernes saines et spacieuses, ces causes adjuvantes n'existent plus pour elle; mais il n'en est par de même chez la population civile, dont les ressources n'ont pas encore été suffisantes pour lui procurer le bien-être hygiénique. Que le malade habite un quarttier de la ville trop peuplé, humide, mal aéré, recevant rarement ou pas du tout les rayons du soleil;

qu'après sa convalescence il soit obligé, pour vivre, de reprendre trop tôt son travail, et, s'il est militaire, l'exercice, la garde, un service trop pénible enfin; qu'il ne puisse se procurer qu'une très-modique, ou une mauvaise nourriture, peu réparatrice; qu'il n'ait pour se couvrir que des vêtements insuffisants à le préserver du froid et de l'humidité, et la convalescence se consolidera très-difficilement, et de nouveaux accès ne tarderont pas à reparaître, suivis de l'état cachectique, dès qu'il surviendra une cause déterminante, telle qu'un écart de régime, l'abus des liqueurs alcooliques, un excès de travail ou de fatigue, une marche forcée, un refroidissement subit, une indigestion, etc. Nous ne devons pas passer sous silence une cause très-favorable au développement de la cachexie, c'est l'ennui pendant un long séjour à l'hôpital. On sait, du reste, que l'hématose est incomplète dans une atmosphère de malades, que les digestions se font difficilement, par suite d'une alimentation trop uniforme et peu propre à stimuler l'appétit languissant. Il en résulte une atonie générale, prédisposant singulièrement à la cachexie. Aussi, notre hôpital étant situé dans des conditions hygiéniques très-mauvaises, sommes-nous dans l'obligation de faire sortir le plus tôt possible nos malades, en ayant soin de les recommander aux officiers de santé du corps,

Analyse des états morbides.

Après avoir tracé d'une manière générale la symptomatologie de la cachexie prise dans son ensemble, sa marche, sa durée, ses complications; après avoir étudié ses causes essentielles et accessoires, détachons de ce groupe morbide les individualités, envisageons-les en elles-mêmes et dans leurs rapports, en montrant leur véritable point de départ, leur destination, et leur enchaînement.

1° *Coloration anormale de la peau.* — C'est le phénomène le plus constant, et qui, dans certains cas, s'offre indépendamment de tout autre état morbide appréciable, sans hypertrophie du foie et de la rate. En voici un exemple :

4e OBSERVATION. — D....., chasseur au 15e léger, 23 ans, entré à l'hôpital le 4 décembre 1842. Venu déjà une première fois, le 12 novembre, pour une fièvre quotidienne, il était sorti le 29 du même mois. Le 4 décembre, à la visite : anorexie, flatuosité, langue légèrement recouverte d'un enduit blanchâtre; accès fébriles quotidiens le soir, céphalalgie médiocre. Sulfate de quinine à la dose de 6 décigrammes pendant quatre jours. Guérison apparente jusqu'au 25 décembre. Nouveaux accès fébriles, nouvelles doses de sulfate de quinine pendant cinq jours. La matité splénique est très-peu étendue. Le 5 janvier, le malade était aux trois quarts, faisait usage tous les jours de vin de quinquina. Le 6, revient un accès, qui est combattu avec le sulfate de quinine à la dose d'un gramme. La fièvre, dès ce moment, ne reparaît plus, mais, malgré l'usage des toniques, du vin de quinquina, du sous-carbonate de fer, les forces ne reviennent pas. Le 24, la cachexie était parfaitement déclarée : teint jaunâtre de la peau ; lèvres minces, décolorées; langueur dans la physionomie; faiblesse extrême; embonpoint conservé; demi-surdité; constipation, ventre souple. Rate, foie à l'état normal; point d'œdème. On continue les toniques, les diurétiques, le vin de cannelle, de quinquina, le sous-carbonate de fer, le nitrate de potasse, le sous-acétate d'ammoniaque. Des frictions sèches et aromatiques sont pratiquées sur la peau. Le malade sort parfaitement guéri le 6 mars.

La coloration ictérique s'observe très-souvent dès le début de l'intoxication, avec des symptômes fébriles, continus, rémittents ou intermittents; elle est due à une complication bilieuse. On observe alors des symptômes gastriques. Dans ce cas, la teinte ictérique ne provient pas évidemment de l'impaludation, elle n'en est pas un phénomène direct, mais elle est l'ombre, pour ainsi dire, ou plutôt le symptôme derrière lequel une attention plus marquée saura découvrir une maladie locale du foie, une irritation, une congestion hépatique avec supersécrétion bilieuse. C'est ainsi, comme nous l'avons signalé (1), que débute souvent, dans notre subdivision, une hépatite qui se terminera quelquefois plus tard par un ou plusieurs foyers purulents. Une fois que les symptômes locaux ont disparu, il n'est pas rare de voir persister la teinte normale, mais elle ne se rapproche plus autant de l'ictère. Elle devient moins foncée, et prend tout à fait l'aspect particulier à la cachexie.

Cette coloration jaune est-elle due à la présence de la bile dans les mailles de la peau? Oui, lorsqu'il y a, comme nous venons de le dire, une complication hépatique, lorsque la bile, sécrétée au delà des besoins de la digestion, est forcée de s'épancher au dehors, ou de refluer dans le torrent circulatoire. Il n'en est pas de même dans la cachexie. Dans celle-ci la bile, si elle avait été un instant détournée, a repris son cours normal, car on la retrouve dans les matières fécales. Nous croyons qu'il est plus rationnel de rapporter cette coloration jaune à l'altération du sang, qui permet à ses molécules, soit qu'elles soient poussées violemment pendant les accès de fièvre, soit que les tissus deviennent plus perméables, de pénétrer dans les radicules les plus tenues de la peau, sans pouvoir rentrer entièrement dans le torrent de la circulation. Si elle était due à la bile, ne retrouverait-on pas dans les urines sa matière colorante, qui se montre si abondante dans un véritable ictère?

2º *Engorgements de la rate.* — Nous ne rappelle-

---

(1) Mémoire sur la coïncidence de l'hépatite et des abcès du foie avec la dyssenterie. Recueil de mémoires de médecine militaire, t. 58, déjà cité.

rons pas ici les discussions nombreuses qu'a susci-
tées dans ces derniers temps la question de savoir si
l'engorgement de la rate est cause ou effet de l'accès.
Disons tout d'abord notre opinion, qui est basée sur
des milliers de faits. Notre ferme conviction, c'est
que *toujours* le gonflement de la rate n'est pas la
première manifestation morbide de l'impaludation,
mais qu'il est consécutif à un mouvement dynami-
que. Il serait inutile de rapporter à l'appui de notre
opinion toutes les preuves que nous possédons, et
toutes celles qui ont déjà été fournies par tous les
médecins d'Afrique.

Il était tout naturel que la rate, organe essentiellement spongieux et vasculaire, habitué à un flux
périodique, se congestionnât de préférence dans les
accès de fièvres, lorsqu'il est si fréquent d'observer
tant de déviations sanguines, dépendantes de l'intoxication paludéenne ; cette congestion est même
fort heureuse, car, si elle avait lieu dans des organes
peu préparés à des fluxions accidentelles, et dont les
fonctions sont nécessaires à la vie, comme le poumon, le cerveau, n'y aurait-il pas bientôt des accidents incompatibles avec l'existence ?

Mais nous ne devons pas nous occuper ici des gon-
flements de la rate coïncidant avec les symptômes
primitifs de l'impaludation; ceux qui s'observent à
la suite ou pendant la cachexie doivent seuls être
étudiés dans ce travail.

Dans la cachexie, l'hypertrophie de la rate joue un
rôle passif. On sait que le cours du sang est ordinairement ralenti à la suite de fièvres rebelles: Lancisi,
qui a si bien étudié l'hygiène et l'étiologie des affections paludéennes (1), a signalé cette particularité, et
M. Nepple a parfaitement décrit la *veinosité* abdominale consécutive (2).

---

(1) *De nativis et advent. æris* **Romani** *qualitatibus.* **Romæ**, 1711.
— *De noxiis paludum effluviis, eorumque remediis.* **Romæ**, 1716
(2) Nepple, Etiologie de la fièvre intermittente. Journal de médecine de Lyon, 1845.

Chaque fois que la nutrition est dépravée par une cause débilitante, comme on le voit dans le scorbut, les viscères sont énervés, et les vaisseaux sont frappés d'atonie. La rate, participant à l'indolence vasculaire générale, doit nécessairement, en raison de son état spongieux et de son faible degré de contractilité, se laisser facilement distendre, et conserver pendant longtemps le sang que son inertie ne peut rendre à la circulation générale. Quoique son rôle soit passif dans ce cas, elle n'en concourt pas moins, quant au résultat, à augmenter l'état cachectique, que son engorgement devienne un obstacle à la circulation (nous en parlerons à l'article hydropisie), ou qu'elle soit une cause d'altération du sang.

Dans les circonstances où la rate a acquis un volume énorme, des dimensions de 25 à 30 centimètres de hauteur, sur 15 à 20 de largeur, le sang, dans cette congestion souvent répétée ou devenue permanente, peut-il conserver ses qualités normales ? Ne trouve-t-il pas dans cette stagnation une puissante cause d'altération de ses principes constitutifs, à ajouter à son intoxication primitive admise par MM. Audouard (1) et Boudin (2) ? Ce rôle de la rate dans la cachexie n'a pas été suffisamment expliqué (3).

Par suite de son long séjour dans l'organe splénique engorgé, le sang, fortement carbonisé, a besoin du contact de l'oxygène pour reprendre les conditions d'un sang artériel. Or, dans le cas de congestion considérable, la circulation est en partie interrompue malgré la continuité parfaite entre les veines

---

(1) Journal général de médecine, 1823.

(2) Traité des fièvres intermittentes, rémittentes et continues des pays chauds et des contrées marécageuses. Paris, 1842.

(3) Ce travail était terminé lorsque nous avons eu sous les yeux le Mémoire de M. Collin. Nous sommes heureux de nous accorder avec lui sur ce point.

et les artères; le sang n'arrive qu'incomplètement au cœur pour être chassé dans le poumon afin d'y être vivifié, car la rate en retient une grande partie. Il en résulte qu'une masse assez considérable de sang désoxygéné restera dans le torrent circulatoire, et rendra le liquide entier peu propre à réparer les pertes de l'économie. Envisagées sous ce point de vue, les congestions spléniques seront donc une cause réelle d'altération du sang.

3° *Engorgements du foie, ramollissements.* — Les causes qui ont provoqué les congestions de la rate peuvent encore, mais à un moindre degré, occasionner les engorgements, les hypérémies du foie. L'état parenchymateux de cet organe, si abondamment pourvu de vaisseaux, surtout de système veineux, devait le prédisposer aux congestions. Mais il nous semble que l'hypérémie du foie n'est pas, autant que l'hypertrophie de la rate, sous la dépendance immédiate de l'impaludation. On sait, du reste, que l'organe hépatique est plus ou moins hypertrophié chez les habitants des pays chauds. M. Levacher (1) va jusqu'à dire qu'il est peu d'habitants aux colonies qui ne soient plus ou moins affectés de quelque état anormal du foie.

A la suite des dyssenteries, ou pendant leur cours, on le voit quelquefois acquérir des dimensions considérables, quoique le malade n'ait jamais eu préalablement aucun accès de fièvre. La rate, au contraire, paraît être sous la dépendance immédiate de l'intoxication paludéenne, et elle augmente de volume, son tissu frappé d'atonie par le miasme se laissant distendre sans pouvoir réagir. Le foie, composé d'un tissu plus ferme, plus dense, plus contractile, organe sécréteur actif, ne saurait servir de réceptacle inerte à un sang altéré par un principe toxique. Les en

---

(1) **Guide médical des Antilles.**

gorgements sont donc plus actifs. Ils sont dus presque toujours à l'influence spéciale du climat chaud, dans lequel il est forcé de suppléer par sa suractivité à la faiblesse de l'hématose. Quoi qu'il en soit, le foie augmente pourtant de volume à la suite des fièvres, et son tissu se ramollit sous l'influence de congestions sanguines, actives ou passives.

Existe-t-il des signes certains correspondant pendant la vie aux altérations anatomiques, aux changements de texture, de densité, de volume et de coloration que l'autopsie nous découvre dans le foie? Nous reconnaissons que c'est là un des points les plus inextricables de la pathologie africaine. Malgré les essais faits dans ces derniers temps dans le but de jeter quelque lumière sur le diagnostic des engorgements du foie, nous déclarons hautement que, sauf le volume de l'organe, qui sera toujours très-bien apprécié, nous sommes encore, quant à nous, dans une complète obscurité.

5° OBSERVATION. — Hug., soldat au 9° bataillon de chasseurs à pied, 24 ans, d'une constitution chétive, entre à l'hôpital le 7 décembre dernier, pour une fièvre gastrique plusieurs fois récidivée, et qui avait pris naissance au camp de la Tafna. M. Michel, chirurgien aide-major, avait diagnostiqué un squirrhe du pylore. Trois mois d'invasion depuis le premier accès, 7 décembre. Etat cachectique, vomissements opiniâtres, constipation. Fièvre nulle. Le foie, très-considérable, s'étend depuis la cinquième côte jusqu'à quatre travers de doigt au-dessous du rebord costal. La matité splénique comprend 15 centimètres de hauteur sur 11 de largeur. En outre, nous constatons une tumeur globuleuse au centre de l'épigastre, sous la paroi abdominale à laquelle elle n'adhère nullement.

Les vomissements étaient incessants, et l'amaigrissement faisait des progrès de jour en jour plus saillants. Tout traitement est sans effet. Pendant la nuit du 11 au 12 janvier, épistaxis qui enlève à la circulation 500 grammes d'un sang très-aqueux. Mort d'épuisement et sans fièvre, le 20 janvier.

Autopsie. — Point de tubercules dans les poumons, foie énorme, contenant des masses globuleuses noirâtres, et d'autres, également globuleuses, de couleur de vieux suif jaune, avec la même consistance. Dans certains points, ces deux matières hétérogènes semblent s'être mêlées par petites plaques anfractueuses, dont les surfaces incisées ressemblent assez bien aux surfaces de certains marbres colorés. Le foie a conservé sa forme; son extérieur est lisse, luisant, nullement anfractueux, ni bosselé. La rate n'offre de remarquable que son volume augmenté. Son tissu est assez ferme. Les ganglions du mésentère forment une masse de tumeurs depuis la grosseur d'une petite noix jusqu'à celle d'un œuf de poule, d'une consistance cartilagineuse, criant sous le scalpel. La plus grosse comprime le pylore; elle est entièrement formée d'une substance noirâtre, friable, semblable, quant à la densité et à la couleur, aux masses noirâtres rencontrées dans le foie. Point d'œdème, ni de traces d'ascite.

Nous avouons n'avoir point diagnostiqué dans ce cas, pendant la vie, l'altération que nous devions plus tard constater dans le foie. Nous en sommes très-souvent réduit à n'avoir de positif, sur ces affections, que ce qui nous est révélé à l'autopsie : les lésions anatomiques.

Les congestions sanguines du foie succèdent fréquemment à la fièvre émittente bilieuse que nous observons pendant les chaleurs dans la subdivision de Tlemcen, principalement à Lalla-Margnhia, à Sebdou, sur la Tafna, sur l'Isser, fièvre dont il est inutile de donner ici les symptômes déjà décrits par MM. Jacquot et Sonrier. Si la maladie persiste malgré le traitement, alors, vers le mois d'octobre, à l'approche des premiers froids, on voit apparaître les symptômes que M. Haspel a fait connaître sous le nom d'hypérémie active et passive (1); mais, malgré les efforts très-louables de notre zélé collègue pour nous dépeindre l'expression symptomatologique de ces états morbides, il est bien difficile de diagnostiquer pendant la vie d'autre symptôme caractéristique que l'augmentation du volume du foie, lorsqu'elle existe assez étendue pour être appréciable.

Ces hypérémies du foie trop longtemps prolongées interviennent comme une puissante cause de modification organique associée à la cachexie elle-même, en troublant la sécrétion de la bile, qui s'épanche dans l'intestin si elle est trop rapide, ou bien dont les matériaux restent dans le sang, si cette sécrétion ne se fait pas. Dans ce dernier cas, l'intestin, solidaire des troubles organiques du foie, devient paresseux et ne produit que des digestions insuffisantes, tandis que, dans l'autre cas, les selles sont trop copieuses et trop fréquentes ; double inconvénient qui amène toujours le dépérissement graduel de l'économie.

Quant au ramollissement du foie dont M. Haspel (2) admet trois espèces, deux coïncidant avec les accès récents de fièvre intermittente, l'autre consécutive, caractérisée par l'infiltration séreuse dans les mailles du tissu parenchymateux, altération que nous rencontrons dans la cachexie paludéenne, nous pensons, comme pour l'hypérémie active ou passive, qu'il est impossible, dans l'état actuel de la science, de diagnostiquer autre chose que l'état du volume du foie, les symptômes ne présentant rien de pathognomonique. Si le foie est augmenté de volume pendant l'existence des phénomènes paludéens primitifs, cette circonstance pourra servir le diagnostic et faire distinguer, parmi les lésions multiples du foie, plutôt tel état

(1) De l'hypérémie du foie, par M. Haspel, Rec. de mém. de méd. mil., t. 58.

(2) M. Haspel, *Gaz. méd.*, n° 25, 1847.

morbide que tel autre. Mais lorsque ces lésions surviennent dans la cachexie, comment pouvoir les reconnaître au milieu d'un état général qui en obscurcira, qui en étouffera, pour ainsi dire, les symptômes déjà si peu saillants par eux-mêmes. Malgré une attention soutenue et des explorations les plus minutieuses, nous ne sommes jamais parvenu qu'à les soupçonner. C'est seulement à l'amphithéâtre qu'il nous a été possible de les étudier.

Nous avons observé, rarement il est vrai, le ramollissement du foie avec infiltration séreuse de son tissu; c'était dans les cas où les malades avaient succombé à la suite d'une ascite compliquée d'anasarque. Le foie est alors blafard, comme imbibé ou macéré. En le pressant entre les mains après l'avoir préalablement incisé, il s'en écoule un liquide séreux, abondant, à peine sanguinolent. Nous ne pouvons mieux le comparer qu'au foie d'individus morts d'anémie, et dont le corps aurait été injecté par la méthode hydrotomique.

Comment s'opère ce ramollissement? Nous ne pouvons qu'émettre des hypothèses. Il ne nous est pas plus possible de l'expliquer, que certaines infiltrations du cerveau restées jusqu'alors sans interprétation scientifique. Toujours est-il que l'altération du sang semble être la cause première de son existence, puisque ce ramollissement ne se montre qu'au milieu d'une suffusion séreuse générale.

Les ramollissements rouges s'observent dans les cas de fièvre pernicieuse primitive, lorsque le sang, rouge et fibrineux, n'a pas encore subi une profonde dissolution. Le ramollissement séreux serait-il également dû à un raptus violent ou à une stase passive du sang, mais dans lequel l'élément séreux prédominerait?

Il se présente ici une question importante qui n'a pas encore été résolue. L'hypérémie active ou passive du foie, produite par un raptus, ou par la stase du sang plus ou moins altéré primitivement

par l'intoxication paludéenne, doit-elle être considérée comme le point de départ de l'hépatite et des
foyers purulents du foie?

Lorsque l'hypérémie est active, le tissu parenchymateux a conservé assez d'énergie pour réagir : quoique l'absence de la douleur indique une inflammation tacite, le foie peut devenir le siège d'une phlogose, par suite de l'afflux sanguin qui a produit
une stimulation anormale, phlogose quelquefois si
obscure, qu'elle ne laisse malheureusement à constater que des progrès signalés par un ou plusieurs
accès.

Faisons observer, toutefois, que cette hypérémie
consécutive aux fièvres paludéennes se termine très-
rarement par la suppuration. Les accès, au contraire, sont très-fréquents lorsqu'il y a dyssenterie
coïncidente; car, comme nous avons essayé de le dé-
montrer ailleurs (1), cette affection apporte un nouveau stimulus dans l'organe hépatique déjà hypéré-
mié. Nous ne prétendons pas que l'impaludation
modifie l'économie au point d'en exclure les phlegmasies organiques : la pneumonie intercurrente, qui
complique si souvent la cachexie, démentirait cette
assertion ; mais il faut cependant convenir qu'après
des fièvres de longue durée, le sang vicié a acquis
une tendance moins forte aux inflammations franches, et que, par conséquent, les hépatites sont plus
fréquentes et plus graves, lorsque les malades n'ont
pas subi une intoxication préalable. La défibrination
du sang, suivant MM. Andral et Gavarret (2), ne
s'oppose-t elle pas au développement facile de l'inflammation ?

L'hypérémie est-elle passive, les capillaires sanguins du foie, épuisés par des oscillations répétée,

---

(1) De la coïncidence de l'hépatite avec la dyssenterie. Loco ci-
tato.

(2) Recherches sur le sang, 1840.

suivant l'expression de MM. Monard frères (1), ont
perdu la faculté de se débarrasser de l'afflux qui les
engorge, et cette hypostase, faute d'une réaction assez
vive du système nerveux, si étroitement lié au système vasculaire, ne saurait être le point de départ
d'une inflammation, même chronique. Aussi, l'engorgement passif du foie ne nous a-t-il jamais paru,
à moins d'un surcroît de stimulus survenu à la suite
d'une cause étrangère, produire une phlegmasie hépatique.

Le ramollissement séreux, dans lequel l'asthénie
est beaucoup plus prononcée, offrira des conditions
encore moins favorables à l'inflammation.

4° *Hydropisies.* — Les hydropisies ont été considérées par les auteurs du Compendium de médecine,
(2) article *fièvre intermittente,* comme des complications de la fièvre. M. Maillot (3) prétend que
l'ascite développée dans ce cas doit être attribuée
à l'altération du péritoine, à l'engorgement des viscères abdominaux qui compriment les vaisseaux.
Ces hydropisies sont très-rares. En voici un exemple.

6ᵉ OBSERVATION. — Berli..., chasseur au 15ᵉ léger,
24 ans, 2 ans de séjour en Afrique, entra au bout de
huit jours d'invasion à l'hôpital d'Oran, le 14 août
1842, atteint de fièvre gastrique quotidienne. Après
quelques jours de traitement, il fut pris tout-à-coup,
à la suite d'un refroidissement subit, d'ascite accompagnée d'anasarque, que nous attaquâmes avec
le sulfate de quinine à haute dose, de deux à trois
grammes pendant trois jours, continué ensuite à
doses décroissantes.

---

(1) Rapport au conseil de santé sur les maladies observées à Alger. — Recueil de médecine militaire, t. 47.
(2) Art. *fièvre intermittente,* page 290.
(3) Traité des fièvres ou irritations cérébro-spinales intermittentes, 1836.

Le malade mourut le 10 octobre. L'autopsie nous découvrit un épanchement séreux dans la plèvre gauche et dans le péricarde. Le cœur était très-mou, exsangue, décoloré. Le foie, d'une couleur bleue à sa surface, n'était pas volumineux. La rate, au contraire, d'un tissu noirâtre, en bouillie, avait acquis des dimensions considérables, 19 centimètres de hauteur sur 13 de largeur.

Il n'est pas question ici de ces hydropisies qui se développent pendant les symptômes primitifs de l'impaludation Nous devons étudier les suffusions séreuses survenues à la suite des fièvres, lorsque l'organisme a éprouvé de profondes altérations.

Il survient bien encore quelquefois des accès de fièvre, lorsque les hydropisies se sont déclarées, mais, entre elles et l'accès, nous ne devons pas voir de corrélations plus intimes que les rapports que nous observons entre les rechutes de fièvre et l'état de santé apparent des malades qui n'ont aucun épanchement séreux.

Il règne encore, de l'aveu des auteurs du *Compendium*, une grande obscurité sur la cause de ces hydropisies consécutives : nous serions donc très-flatté de pouvoir apporter un peu de lumière dans cette question.

A. *Ascite.* Nous observons deux espèces d'ascite comme conséquence de la fièvre intermittente : 1° une ascite en quelque sorte sthénique, survenant presque immédiatement à la suite d'un ou de quelques accès. Dans ce cas, si, pendant la turgescence générale qui accompagne la réaction, la sueur est répercutée par un refroidissement subit, la sérosité peut s'accumuler dans le péritoine congestionné, dont les vaisseaux sous-jacents ont déjà éprouvé une excitation morbide. Nous pouvons comparer cette ascite à celle qu'a décrite M. Dalmas, dans le *Dictionnaire de médecine*, sous le nom d'ascite idiopathique sthénique, et nous pouvons parfaitement l'expliquer comme les

œdèmes dont M. Jacquot (1) nous a laissé une bonne
description. 2° L'autre espèce d'ascite, qui survient
à la suite des fièvres, l'un des éléments ou des états
morbides de la cachexie, est celle dont nous allons
nous occuper.

Dans ce qui va suivre, afin d'éviter des répétitions,
et pour ne pas multiplier inutilement les individualités, nous allons comprendre les œdèmes et l'anasarque.

Ces hydropisies sont-elles le résultat d'une hypertrophie de la rate ou du foie, du ralentissement de la
circulation veineuse abdominale? ou bien doit-on les
considérer comme produites par l'altération du sang,
une fois la constitution appauvrie et délabrée?

Examinons successivement ces trois questions.

1°. Généralement, d'après Portal (2), on croit que
cette ascite consécutive dépend des changements
qu'ont subis le foie et la rate à la suite des fièvres.
Mais, comme le font observer les auteurs du Compendium de médecine (3), il serait difficile d'expliquer la corrélation entre ces deux états. Suivant
A. Cooper (4), l'ascite serait due au développement de
la rate, qui comprimerait et irriterait le péritoine de
manière à y déterminer l'afflux du sang et une exsudation séreuse abondante. Il s'ensuivrait, d'après
cette explication, que l'ascite devrait être excessivement fréquente, et qu'elle se développerait d'autant
plus souvent que le foie et la rate auraient acquis
un plus grand volume. Ce n'est pas ce que démontre l'observation des faits. Déjà, en 1847, nous
avons signalé à M. Paul, médecin en chef de l'armée
d'Afrique, dans notre rapport du 4e trimestre, et
à notre confrère M. Jacquot, qui l'a consigné dans
sa 12e lettre d'Afrique (Gazette médicale), que

---

(1) Première lettre d'Afrique, *Gazette médicale*, 1846.
(2) Portal, sur la nature et le traitem. de l'hydropisie, t. I, p. 146.
(3) Comp. de méd., art. *Ascite*, t. I, p. 357.
(4) A. Cooper, *The. Lancet*, vol. III, p. 2.

l'ascite ne se déclarait pas lorsque la rate, récemment engorgée, avait atteint ses plus fortes dimensions, mais bien lorsque, après un temps plus ou moins long, son volume, primitivement hypertrophié, commençait à décroître, ou avait considérablement diminué. Ne peut-on pas admettre dans ce cas que son tissu, revenu sur lui-même après une énorme distension, et ayant la consistance et la couleur de la betterave cuite, agit alors comme le foie induré, en arrêtant la circulation dans le système vasculaire abdominal? ou bien parce qu'il a fallu un certain temps pour produire une modification du sang qui, jointe à la difficulté de la circulation, a dû provoquer le développement de l'ascite? On sait, en effet, que ce n'est pas au commencement des affections organiques du foie, mais à la fin, que l'on voit survenir cet épanchement séreux.

D'un autre côté, il faut le dire, nous rencontrons souvent des engorgements du foie et de la rate; et l'on remarque quelquefois cet épanchement séreux péritonéal sans qu'il ait été précédé d'aucune altération de texture, ou d'aucune augmentation de volume des organes spléniques et hépatiques.

Dans l'observation 5e du nommé Hug., nous avons vu le foie très-volumineux, altéré dans sa substance, et la rate également pourvue de grandes dimensions, sans aucune suffusion séreuse, ni dans les membres, ni dans le péritoine.

7e OBSERVATION. — Mo....., 34 ans. remplaçant, soldat au 2e escadron du train des équipages, en Afrique depuis 9 ans, d'une très-forte constitution, n'ayant jamais été malade, entra dans mon service le 23 octobre 1850 pour une ascite énorme avec anasarque, suite de fièvres contractées à l'embouchure de la Tafna; 2 mois d'invasion. Le 23 octobre, le ventre est excessivement volumineux, tendu par un liquide abondant, facile à reconnaître par la fluctuation. Le foie et la rate ne dépassent pas leurs limi-

tes normales. OEdème des extrémités inférieures et
supérieures. Pas de sérosité dans le scrotum. Cachexie. Bouffissure de la face. Céphalalgie opiniâtre,
constipation. Sulfate de quinine, à la dose d'un
gramme par jour ; purgatif préalable avec le sulfate
de soude. Diminution très-sensible de l'ascite au bout
de trois jours, favorisée par des sueurs abondantes
qui inondent le lit. Acétate d'ammoniaque, vin de
quinquina, sous-carbonate de fer. Les sueurs s'arrê-
tent. L'ascite a disparu entièrement le 4 novembre.
— Alimentation progressive, toniques. Le 6 novembre, accès de fièvre suivi d'une sueur qui mouille
successivement quatre chemises. — Abattement. Affaiblissement général. — Quand on le soulève, il retombe comme une masse inerte dans son lit. Commencement de stupeur. Soupçon d'accès pernicieux.
Nouvelles doses de sulfate de quinine à haute dose
pendant trois jours. Vésicatoire à la nuque, puis toniques, etc. Le 22 novembre, nouvelle rechute. Bouffissure de la face, pâleur d'un blanc mat, gonflement
des lèvres, yeux saillants comme dans les maladies
du cœur; œdème des mains, des bras et de la poitrine, orthopnée, mélange de râle muqueux, sibilant et crépitant. Pouls d'une petitesse et d'une fréquence extrême. Langue blafarde, sèche ; pupilles
saillantes. Affaiblissement de l'intelligence, suffocation imminente. Révulsifs aux extrémités ; lavements purgatifs. Sulfate de quinine à la dose de deux
grammes pendant deux jours. La dyssenterie persiste
pendant deux jours. Le 25 novembre, mieux. Abattement, faiblesse. Quatre selles noirâtres composées
de sang. Vin de quinquina, de cannelle, toniques;
oxymel scillitique à la dose de 15 grammes par jour.
Convalescent le 1er décembre. — Sorti le 30 du même
mois.

Outre l'absence d'engorgement du foie et de la
rate dans l'ascite, ce malade nous a offert l'exemple
d'un commencement de symptômes généraux que
l'on remarque souvent à la suite des hydropisies, et

d'un œdème du poumon consécutif à la même affection.

2°. Tout s'enchaîne dans l'organisme et dans le jeu de nos fonctions. Nous avons démontré, dans notre mémoire sur la dyssenterie (1), comment la dyssenterie était le résultat d'une hypérémie habituelle, d'une congestion et d'une surexcitation abdominales. Cette idée si féconde nous servira encore pour faire comprendre que, dans certains cas, l'ascite dépend aussi d'un engorgement du système vasculaire de la veine porte; mais, au lieu de cette suractivité qui produisait la dyssenterie, c'est une veinosité abdominale que l'on observe à la suite des fièvres. Qui n'a pas constaté, depuis M. Nepple (2), cette amplification passive du système veineux du ventre, cette paresse de la circulation dans la veine-porte, succédant aux fièvres de longue durée, chez ceux même qui n'ont jamais eu d'accès, mais dont l'acclimatement dans une localité marécageuse a été porté au-delà de ses limites? Dans ces circonstances, les radicules veineuses engourdies ne doivent-elles pas suspendre momentanément leurs fonctions d'absorption, et cette suspension, ou au moins cette gêne de l'absorption, ne peut-elle pas, aussi bien que les obstacles à la circulation, faire naître une ascite, et consécutivement une anasarque? Le trop-plein des vaisseaux, suivant les belles expériences de M. Magendie, ne suffirait-il pas à lui seul pour l'expliquer, sans avoir recours à l'atonie des lymphatiques ou des vaisseaux absorbants? N'oublions pas non plus ce point de physiologie : c'est que le sang qui circule dans le système veineux de la veine porte, étant compris entre deux systèmes capillaires, n'est pas soumis aux lois générales de la circulation, circonstance qui doit favoriser singulièrement le ralentissement du sang, et, par suite, le développement de l'ascite.

---

(1) Mémoire sur la dyssenterie, déjà cité.
(2) M. Nepple, journal de médecine de Lyon, déjà cité.

3°. Abstraction faite des obstacles à la circulation abdominale ou de son ralentissement, il est certain que l'altération des éléments constitutifs du sang joue un grand rôle dans la production des hydropisies consécutives à l'intoxication paludéenne primitive, puisque, d'une part, la suffusion séreuse n'accompagne pas toujours ces modifications organiques et viscérales, et que, d'autre part, nous l'avons vue souvent se développer, alors même que ni le foie ni la rate n'avaient subi aucun changement, soit dans leur texture, soit dans leur volume.

Nous n'avons point fait d'analyses sur le sang pour nous assurer de l'état particulier de l'altération éprouvée dans les globules, la fibrine et l'albumine. Notre défaut d'habitude dans ces sortes d'expériences n'ayant pu rien ajouter aux remarquables travaux de MM. Andral et Gavarret, Becquerel et Rodier, nous avons cru devoir nous en rapporter aux assertions de ces savants. Mais nous pourrions citer une infinité d'exemples absolument identiques aux observations rapportées par les derniers (1). Comme eux, nous avons observé des états cachectiques avec hydropisie, ne pouvant être expliqués par la tuméfaction de la rate et du foie, qui n'existe pas toujours, disent-ils, en pareil cas. Ces auteurs affirment qu'il y a toujours diminution d'albumine en même temps que diminution dans le chiffre des globules. Voici deux observations du même genre :

8ᵉ OBSERVATION. — P......, fusilier au 9ᵉ de ligne, en Afrique depuis trois ans, d'une forte constitution, n'ayant eu qu'un ictère à son débarquement à Oran, entra à l'hôpital de Tlemcen, le 14 octobre 1850, pour une fièvre gastrique contractée depuis quatre jours au camp de l'Isser, le 10 octobre. Symptômes bilieux, point de fièvre. Céphalalgie, anorexie, vomissements

---

(1) MM. Becquerel et Rodier. De l'anémie par diminution de proportion de l'albumine. Gaz. méd., nᵒ 15, 1850.

de bile, douleur épigastrique. Vomitif suivi d'un purgatif. Point de sulfate de quinine. Le malade sortit guéri le 27 octobre. Il rentra le 11 novembre avec une anasarque générale, accompagnée d'ascite et d'une bronchite intercurrente. Chloro-anémie. La peau est d'une pâleur extrême, et de la couleur de la cire blanche vieillie. Sueurs très-copieuses pendant trois jours, qui firent complètement disparaître toute suffusion séreuse. Le huitième jour, sous l'influence des diurétiques, des toniques, de l'oxymel scillitique, le malade paraissait être entièrement convalescent. Il n'était que faible. Le 28, épistaxis, se renouvelant presque tous les jours. La peau devient de plus en plus blême et comme transparente, et la faiblesse, malgré les toniques, les préparations ferrugineuses, les excitants, une alimentation légère, faisait de jour en jour de grands progrès. P..... mourut d'épuisement, pour ainsi dire faute de sang, le 5 décembre.

Autopsie. — Embonpoint conservé. Le foie et la rate sont à l'état normal. Le sang s'était changé en eau, et nous n'en trouvions que de faibles traces dans le cœur, les viscères et les principaux vaisseaux. Les muscles étaient d'une pâleur extrême, comme s'ils eussent été lavés à grande eau. Le péritoine et l'arachnoïde contenaient un peu de sérosité.

Malgré l'absence de symptômes fébriles, comme ce malade avait contracté son affection dans une localité miasmatique, le sulfate de quinine aurait dû être prescrit, non-seulement au début des symptômes primitifs, mais encore pendant son état cachectique; car c'est le meilleur médicament que nous puissions opposer dans des cas semblables. Cependant dans l'exemple suivant, où le sulfate de quinine a été donné à profusion, la maladie n'en a pas moins fait des progrès jusqu'au terme fatal.

9ᶜ OBSERVATION. — B....., du 9ᵉ bataillon de chasseurs à pied, 25 ans, tombé malade au camp de la Tafna depuis le mois d'août 1850. Traité à l'hôpital avec le sulfate de quinine, il sortit au bout de quelques jours. La fièvre reparaissait de temps en temps à la caserne, et si légère que M. le docteur Michel, dont nous connaissons l'habileté, crut devoir la traiter à la chambre. Cependant, la faiblesse augmentant, il nous envoya son malade à l'hôpital le 11 décembre dernier. Symptômes : état cachectique caractérisé par une teinte jaunâtre de la peau, fièvre tous les soirs. Anorexie, abattement ; légère ulcération dans le pharynx. Sulfate de quinine à 0,6 décigrammes toutes les nuits, immédiatement après l'accès, dose renouvelée à midi ; toniques amers. Sueurs abondantes pendant huit jours, qu'aucun remède ne peut arrêter. Céphalalgie opiniâtre. Le 25 décembre, la fièvre devient continue ; œdème des extrémités et des paupières ; commencement d'ascite.

Sulfate de quinine à la dose de trois grammes pendant deux jours, suivi d'amélioration. Légère alimentation. Le 30, réapparition des accès. Selles fréquentes et copieuses, anémie. Sulfate de quinine en lavement à la dose de trois grammes ; suspension des selles. Mais le pouls reste fréquent, et la peau se couvre de sueurs qui affaiblissent le malade. Le 12 janvier, les forces se sont affaissées ; strabisme, intelligence moins nette. Dans la nuit du 10 au 13, la salle se trouve inondée par une pluie torrentielle traversant les toits en mauvais état ; tous les malades ressentent plus ou moins les effets de cet accident. B..., qui allait assez bien, meurt le 14.

Autopsie. — Embonpoint conservé. Un peu de sérosité dans l'abdomen. Le volume du foie est à l'état normal. Son tissu est un peu plus dense. La rate n'a pas augmenté de volume. Elle est fixée par des adhérences fibreuses très-denses et anciennes au diaphragme et à la paroi de l'hypochondre. Le sang est entièrement aqueux, et ressemble à de la décoction faible de bois de Campêche.

Nous nous sommes demandé comment, dans certains cas, comme dans les deux observations précédentes, la couleur de la peau est blafarde, couleur de cire, presque entièrement transparente, tandis que dans d'autres elle conserve son teint terreux jaunâtre primitif. Est-ce que, dans ces deux circonstances, l'altération du sang serait la même ? Cette dernière coloration anormale serait-elle de préférence le signe de quelque altération concomitante du foie ou de la rate ? Nous pensons que, dans les cas où les symptômes de la chloro-anémie prédominent, l'altération du sang porte principalement sur la diminution des globules et de l'albumine, tandis que, dans l'autre cas, la modification est due à la diminution de la fibrine, en même temps qu'il existe une maladie organique du foie et de la rate. Le seul fait de l'augmentation de la sérosité dans le sang, de la diminution de la fibrine et des globules, ne provoque pas toujours le développement des hydropisies. Combien d'anémies, en effet, n'observerons-nous pas sans être accompagnées d'infiltrations séreuses ?

Nous avons successivement envisagé la part que prenaient, dans la formation des hydropisies, les obstacles à la circulation, le ralentissement du cours du sang abdominal, et les altérations du sang. Nous avons vu que les engorgements du foie et de la rate anciens étaient une cause puissante d'ascite. Nous avons vu que l'engourdissement et la langueur du système de la veine-porte laissant stagner le sang dans leurs radicules, celles-ci laissaient transsuder d'autant plus facilement la sérosité, qu'elle avait, à cause de l'altération du sang, plus de tendance à s'en échapper et à s'accumuler dans le péritoine. Mais, de même que l'on ne voit pas toujours l'ascite dans les maladies du cœur qui mettent obstacle au retour du sang veineux abdominal, de même voyons nous dans la cachexie paludéenne des affections organiques du foie et de la rate, sans être, malgré la densité de leur tissu et l'altération du sang, nécessairement suivies d'hydropisies. Quand celles-ci surviennent, quelle en est la cause déterminante ? Sans vouloir donner une réponse à l'abri de toute objection, nous pensons que cette cause déterminante réside peut-être dans la répercussion de la sueur, pendant les accès fébriles dont nos cachectiques sont si souvent atteints.

Le malade est-il frappé d'un refroidissement subit pendant que la sueur l'inonde, trois accidents sont à redouter : 1° une bronchite ou une pneumonie ; 2° une diarrhée ; 3° un épanchement péritonéal. Dans ce dernier accident, pendant que l'exhalation se faisait du centre à la périphérie, soit par un mouvement critique, soit par une expansion, la sérosité, brusquement arrêtée par le froid, est forcée, ne pouvant plus s'échapper à l'extérieur, de se porter, par un mouvement inverse, dans la cavité péritonéale, d'autant mieux disposée à un épanchement, que le malade réunira à un plus haut degré les conditions favorables au développement d'une ascite. Peut-être aussi, dans certains cas, faut-il admettre un raptus séreux dans le péritoine.

Hydropisie méningienne.

Il s'agit maintenant d'un état pathologique sur lequel les auteurs n'ont pas suffisamment attiré l'attention, et qui n'est pas encore bien connu quant à sa manifestation symptomatique : nous voulons parler de l'accumulation spontanée de la sérosité dans le cerveau, occasionnant presque toujours la mort. Portal (1) était entré dans quelques développements à ce sujet. M. Andral (2) rapporte une observation curieuse qui a rapport à cet accident. Dance (3) l'a constaté et s'exprime ainsi : « Les malades s'affaissent tout-à-coup et tombent dans un état sub-apo-

(1) Portal, Hydropisies, t. 1, page 160.
(2) Andral, Clinique médicale, t. 3, page 129.
(3) Dance, Dictionnaire de médecine. 1833. article *Anasarque.*

plectique, suivi d'une gêne croissante de la respiration, et d'une mort prompte. A l'autopsie, on trouve les cavités du cerveau et quelquefois celles des plèvres distendues par de la sérosité, tandis que les parties où siégeait primitivement l'hydropisie sont affaissées; d'où l'on est porté à penser qu'il s'est réellement opéré une métastase séreuse de l'extérieur à l'intérieur. »

D'après nos nombreuses observations, voici comment les choses se passent : d'abord, la collection séreuse se fait spontanément ou graduellement dans le cerveau, l'hydropisie restant stationnaire ou s'étant affaissée, d'après **M. Dance**; mais nous devons signaler un troisième cas, c'est que la sérosité s'accumule dans le crâne, et produit, par la compression, l'engourdissement de l'intelligence, un vrai coma, lors même qu'il n'y a pas de suffusion séreuse chez l'individu cachectique : c'est lorsque la constitution est appauvrie, et que le malade offre une chloro-anémie avancée.

On a souvent observé des accès pernicieux, comateux, succédant tout-à-coup à des accès ordinaires bénins; M. Maillot (1) en cite des exemples, sans que des signes précurseurs les fissent prévoir. Il n'en est pas toujours ainsi de l'hydropisie méningienne: le plus souvent, des symptômes précurseurs peuvent faire connaître au moins deux jours à l'avance au médecin le funeste accident qui doit survenir, s'il ne s'y oppose vigoureusement. Si, chez le nommé M..., de notre septième observation, nous n'avions pas été averti, par des signes, que nous connaissons depuis longtemps, d'un commencement d'accumulation de sérosité qui se faisait dans le cerveau après la guérison presque spontanée de son ascite, nous n'aurions pas prescrit le sulfate de quinine à haute dose, et le malade serait probablement mort dans le coma, comme à la suite d'un accès perni-

---

(1) Maillot, Traité des fièvres, ouvrage cité.

cieux. Voici ces symptômes précurseurs. Le malade, qui n'offrait auparavant rien d'inquiétant dans sa position, commence par éprouver un malaise général qui lui fait garder le lit, de l'assoupissement, un mouvement fébrile, suivi de sueurs et précédé d'un très-léger frisson; mais il se garde bien d'en prévenir le médecin. C'est dans ce cas, lorsqu'on n'est pas témoin des antécédents, que le malade peut le lendemain tomber tout-à-coup dans l'état comateux, qui la veille s'était borné à une simple somnolence. L'appétit se perd, les forces musculaires s'affaiblissent; puis vient un accès de fièvre qui ne se termine jamais d'une manière bien franche. Il laisse de la céphalalgie, une pesanteur de tête, un embarras dans les idées et dans la parole, de la taciturnité, de l'indifférence. Les traits expriment un commencement d'hébétitude, de stupeur et d'affaissement. Les yeux perdent leur animation ; le strabisme se déclare, la cornée est moins brillante, moins transparente, et les paupières retombent à chaque instant appesanties sur le globe de l'œil. Veut-on placer le malade sur son séant, il éprouve aussitôt des vertiges, des éblouissements, des tintements d'oreille, des sifflements, et, si on ne le soutient, il retombe immédiatement comme une masse inerte. Les membres sont engourdis et se contractent à peine pour exécuter des mouvements toujours très-pénibles. Hâtez-vous de remédier à cet état, car le mal va faire de rapides progrès. Bientôt la peau se couvre de sueur; le pouls se ralentit sans être dur; l'intelligence se perd; les sensations diminuent; l'ouïe, la vue ne peuvent plus rien percevoir. Les membres tombent dans la résolution la plus complète. Cependant, la sensibilité n'est pas entièrement abolie lorsqu'on pince fortement la peau. Mais, une fois le coma déclaré, le malade est, comme dans l'apoplexie, insensible à tous les excitants. Quoique le danger soit grand, la mort n'est pourtant pas inévitable; mais si le malade triomphe des accidents, le médecin, toujours en éveil, ne doit pas le perdre un instant de vue; car il n'est pas rare de le voir de nouveau retomber dans les mêmes symptômes effrayants.

A l'autopsie, on trouve des collections séreuses dans le cerveau pâle et décoloré, d'une mollesse extrême. Sa substance est quelquefois infiltrée, comme œdématiée. Nous avons une fois rencontré des vacuoles pleines de sérosité au milieu de la pulpe cérébrale. Le malade, qui offrait cette particularité, était plutôt anémique qu'hydropique, et son sang s'était, pour ainsi dire, transformé en eau.

Ces états pathologiques sont-ils fréquents? Nous le pensons, d'après le grand nombre de nos observations, et surtout si nous faisons remarquer qu'ils ont été généralement regardés par les auteurs comme des lésions anatomiques appartenant aux fièvres pernicieuses. Pour nous, depuis que nous avons cru devoir les en séparer, nous les avons observées au moins une vingtaine de fois dans le cercle de Tlemcen. Nous croyons utile d'en donner au lecteur quelques exemples.

10ᵉ OBSERVATION. — P..., chasseur au 10ᵉ bataillon, 22 ans, bonne constitution, a eu la fièvre pendant les mois de janvier et de février, contractée primitivement à l'Isser pendant les chaleurs. Traité à la caserne avec le sulfate de quinine. Entré dans mon service le 6 février 1842. Ascite, anasarque, nausées, vomissements, symptômes typhoïdes, douleurs générales intenses. Le 9 février, symptômes pernicieux survenus tout-à-coup, délire, coma profond. L'ascite n'a pas diminué. Sulfate de quinine à haute dose, révulsifs puissants. Mort le 10.

Autopsie. — Le cerveau est d'une mollesse extrême, baignant dans une grande quantité de sérosité citrine. L'arachnoïde est transparente; point de traces d'inflammation. Les ventricules sont remplis de sérosité. L'estomac, contracté, est d'un petit volume. La muqueuse, rougie par plaques, offre une multitude de plis qui laissent de profondes rainures. L'intestin grêle est sain et contient des mucosités gélatiniformes. L'incision des parois intestinales a laissé écouler une grande quantité de sérosité limpide. Le foie et la rate ont leur volume normal. Le péricarde contient aussi une assez forte quantité de sérosité.

11ᵉ OBSERVATION. — D..., du 2ᵉ bataillon de zouaves, 20 ans, ayant été sergent au 14ᵉ léger, d'une bonne constitution primitive, en Afrique depuis 15 mois, entra pour la quatrième fois dans mon service le 22 novembre 1845, pour fièvre rebelle. Il présente les symptômes suivants : œdème des extrémités inférieures, bouffissure de la face, teint cachectique, commencement d'ascite. Les accès ont disparu depuis longtemps, seulement le malade transpire beaucoup pendant la nuit. Rien n'avait éveillé mes craintes sur le danger qu'il allait courir, lorsqu'il mourut subitement pendant la nuit du 29 au 30 novembre.

Autopsie. — Sérosité citrine très-abondante dans le crâne et dans l'abdomen. Poumons, cœur, foie et intestins sains. La substance des reins est pointillée de sang. La rate est très-petite et adhère à la paroi costale au moyen d'une plaque fibreuse très-dense.

Dans le cas suivant, il n'y avait ni ascite, ni anasarque.

12ᵉ OBSERVATION. — B..., 23 ans, soldat au 4ᵉ de chasseurs d'Afrique, d'une constitution vigoureuse, entra le 8 octobre à l'hôpital pour une fièvre quotidienne contractée aux environs de Lalla-Margnhia. Teint jaunâtre et cachectique; guéri par le sulfate de quinine. Le 21 décembre, léger accès fébrile qui n'inquiète nullement. Sulfate de quinine après l'accès, à la dose de 8 décigrammes. Nous étions dans l'intention de continuer cette dose, suivant notre habitude, les jours suivants, lorsqu'il mourut subitement le lendemain, après quelques heures de coma.

Autopsie. — Tuméfaction énorme dans l'estomac par des gaz. Le foie est plus volumineux qu'à l'état

normal. La rate a 18 centimètres de longueur sur
11 de largeur; sa substance tombe en bouillie. L'ouverture du crâne laisse échapper un bon verre de
sérosité sanguinolente qui comprimait le cerveau.

Il y a eu évidemment, dans ce cas, raptus de sérosité vers le cerveau, pendant l'accès pernicieux qui
n'a point été suffisamment prévenu par les symptômes précurseurs de la veille.

13e OBSERVATION. — Y...., 24 ans, entré le 8 octobre 1845 pour une ascite et une anasarque consécutive aux fièvres. Mort subitement, sans signes précurseurs, le 5 janvier suivant.

Autopsie. — Sérosité abondante dans le crâne et
dans l'abdomen. Le volume du foie et de la rate est
excessivement petit, et leur tissu est très-dense. Le
foie est aplati comme la rate du cheval.

14e OBSERVATION.—Const..., 27 ans, voltigeur au
41e de ligne, malade depuis plus de sept mois, ayant
des fièvres qui revenaient tous les quinze ou vingt
jours, entre à l'hôpital le 29 mars 1846, pour une
diarrhée consécutive. Constitution cachectique, appauvrie. Guérison rapide de la diarrhée. Le 10 avril,
accès de fièvre suivi de sueurs copieuses, puis commencement d'ascite. Guérison des accès par le sulfate de quinine. Il mangeait la demi-portion, lorsqu'il mourut le 21 avril, après s'être promené comme
d'habitude dans la matinée.

Autopsie. — Sérosité citrine dans la cavité crâ-
nienne et dans les ventricules. Le foie et la rate ne
sont pas volumineux. Un peu de sérosité dans le péritoine.

Nous pourrions rapporter plusieurs exemples de
mort subite causée par l'accumulation spontanée de
la sérosité dans le crâne ; nous nous en tenons à ces
observations, que nous avons voulu abréger, pour ne
pas trop grossir ce mémoire.

L'observation suivante va nous faire voir quels

sont les symptômes avant-coureurs qui doivent nous faire craindre ce funeste accident.

15e OBSERVATION. — D...., chasseur au bataillon d'Afrique, entra par évacuation, venant de Sebdou, le 30 septembre 1848, dans mon service, avec une ascite volumineuse et une anasarque, consécutives à des fièvres rebelles. Le 1er novembre, accès de fièvre. Sulfate de quinine à la dose de deux grammes pendant cinq jours. Le 10 novembre, l'ascite et l'anasarque sont entièrement dissipées, au point que nous envoyons le malade à la salle des convalescents. Mais son teint jaunâtre, un air languissant, un peu de bouffissure de la face, de la faiblesse, nous firent penser qu'il n'était pas guéri. En conséquence, nous le fîmes rentrer dans les salles le 21 novembre. Diarrhée abondante, étourdissements, pesanteur de tête, incohérence dans les idées, impossibilité de se tenir debout, embarras de la parole, réponses lentes, demi-surdité, commencement de stupeur. Sulfate de quinine à la dose de trois grammes par jour ; révulsifs. Il revient de son état de somnolence. Nous continuons le sulfate de quinine. Le malade meurt subitement, le 27 novembre, à quatre heures du soir, lorsque nous le croyions hors de danger.

Autopsie — Point de sérosité dans le péritoine ; volume du foie normal; rate doublée de volume, sans être en bouillie; un peu de sérosité dans le péricarde. A l'ouverture du crâne, il s'écoule un bon verre de sérosité légèrement sanguinolente. Le cerveau est pâle, comme infiltré de sérosité, tellement mou, que, posé sur une table par sa base, les deux hémisphères tombent de chaque côté en rompant le corps calleux. Les ventricules sont remplis de sérosité citrine.

Avant de terminer ce qui a trait aux hydropisies, nous devons rapporter un exemple d'un œdème de la glotte qui a fait succomber le malade.

16e OBSERVATION. — Pich..., 25 ans, du 5e de ligne, entra dans mon service le 4 décembre 1847, pour une fièvre rebelle. Nous l'avions placé à la salle des convalescents, pour attendre son évacuation en France, lorsqu'à la suite d'un simple enrouement, dont il n'était nullement incommodé, il fut pris tout-à-coup de suffocation dans la nuit du 6 au 7 mars. Le chirurgien de garde, appelé sur-le-champ, appliqua des sangsues au cou et des révulsifs aux extrémités. Le 8, à notre visite du matin, nous le trouvâmes dans l'agonie.

Autopsie. — Constitution appauvrie, teint blême, légère bouffissure des paupières. L'épiglotte est tuméfiée par une infiltration séreuse gélatiniforme. Orifice sus-glottique presque entièrement bouché par l'engorgement des replis muqueux arythéno-épiglottiques. Cavité des ventricules effacée. L'infiltration s'étendait jusqu'à la trachée. Aucune trace d'inflammation chronique. M. C. Broussais avait déjà fait connaître un cas semblable.

5° *Hémorrhagies.*— Après les hydropisies viennent immédiatement, par ordre de fréquence, les hémorrhagies, épistaxis, purpura, hématémèse, hémoptysie, collections sanguines dans le tissu cellulaire intrà-musculaire, entérorrhagics.

Quelle est la cause de ces hémorrhagies? Faut-il, pour les expliquer, avoir recours à une cause mécanique, à un trouble de la circulation apporté par le gonflement du foie et de la rate? Arétée, Oribase, Vanhelmont, d'après M. Rochoux (1), admettaient que, dans certains engorgements de la rate assez considérables pour entraver la circulation du sang, ce liquide pouvait quelquefois, par un mouvement rétrograde à travers les veines courtes, s'ouvrir une voie dans l'estomac. Hoffmann (2) explique l'hémor-

_____

(1) Gaz. des hôpitaux, n° 92, 1850.
(2) Hoffmann, *De hemorrh. narium,* chap de 11 à 13, p. 98.

rhagie nasale, en disant que le sang ne pouvant facilement pénétrer dans le foie et la rate engorgés, était
forcé de remonter vers les extrémités supérieures.
Pour l'hématémèse, Morgagni (1) pense que le sang
versé dans l'estomac est principalement fourni par
les capillaires des artères courtes, à l'exclusion des
veines. Il admet, en outre (2), que l'engorgement du
foie et de la rate est quelquefois cause et quelquefois
effet de l'hémorrhagie. M. Grisolle a présenté à l'académie de médecine (3) une rate ayant 13 centimètres
d'épaisseur et 31 centimètres de longueur. On ne
trouva, soit sur la muqueuse, soit sur un vaisseau
d'un certain calibre, aucune lésion pour expliquer
l'hématémèse qui fit succomber le malade. M. Marchal
(de Calvi) (4) a présenté à la même académie un fait
encore plus curieux, celui d'un engorgement énorme
de la rate et du foie consécutif à des fièvres rebelles,
lequel engorgement était accompagné d'une hémorrhagie cérébrale à foyers multiples.

M. Piorry a publié plusieurs faits également semblables dans sa *Médecine pratique* (5). Dans le seul
cas d'hématémèse que nous avons observé dans le
deuxième trimestre de 1847, à la suite de fièvres, la
rate était aussi très-volumineuse. Il y aurait donc,
quoique nous ayons observé beaucoup d'engorgements de la rate sans hémorrhagies, et des hémorrhagies sans engorgements de la rate, une grande
coïncidence entre ces deux états morbides.

Pendant que des auteurs admettent que ces engorgements sont une puissante cause d'hémorrhagies,
d'autres prétendent qu'elles sont capables de résoudre les engorgements. Van-Swieten (6) a vu des hé-

---

(1) Morgagni, thès. méd., p. 97.
(2) Morgagni, lettre 24, p. 20.
(3) Séance de l'académie de médecine du 18 mai 1850.
(4) 4 juin 1850.
(5) Médecine pratique, par M. Piorry, vol. 6.
(6) Van-Swieten, t. ii, aphori-. 741.

morrhagies, et principalement des épistaxis, faire disparaître des hypertrophies de la rate. M. le professeur Forget, de Strasbourg, rapporte, dans la *Gazette des hôpitaux* (1), un fait d'engorgement de la rate qu'il considère en grande partie comme résolu par une hématémèse mortelle. M. Audouard, en citant trois exemples dans le même journal (2), professe une opinion semblable. Senac avant eux, d'après M. Rochoux (3), avait déjà vu la diminution de la rate après l'hématémèse. Nous pensons, avec M. Collin (4), que les dyssenteries qui surviennent à la suite de fièvres ont une grande influence sur le dégorgement de la rate quand il existe une hypersplénie considérable.

M. Piorry pense que le retrait trop rapide de la rate engorgée est une puissante cause d'hémorrhagie. Dans un cas d'hypertrophie énorme de la rate (5), il n'osa pas prescrire de trop fortes doses de sulfate de quinine, dans la crainte, en faisant revenir la rate trop brusquement sur elle-même, de rejeter à la fois trop de sang dans le torrent circulatoire, et d'augmenter ainsi l'hémoptysie de sa malade.

Devant ces opinions diverses, quelle doit être la nôtre ?

Nous ne contestons pas l'influence de l'engorgement de la rate et du foie sur la production des hémorrhagies dont il s'agit. Mais ces engorgements, de même qu'ils n'occasionnent pas toujours des hydropisies, sont très-loin aussi de provoquer constamment des épistaxis, des hémoptysies, des hématémèses, etc. Si ces engorgements, par suite d'un obstacle ou du ralentissement du sang abdominal, devaient avoir une influence aussi importante sur ces écoulements san-

---

(1) Gaz. des hôpitaux, n° 79, 1850.
(2) Gaz. des hôpitaux, même numéro.
(3) Séance de l'académie de médecine, 4 juin 1850.
(4) Recherches sur les affections de la rate, par M. Collin. Recueil de mém. de méd. milit., 2ᵉ sér., 4ᵉ vol. 1848.
(5) Compte rendu du service de M. Piorry, avril 1845. Gaz des hôpitaux, n° 89.

guins, il nous semble qu'on les observerait dans les symptômes primitifs, au moment où la rate a acquis d'énormes dimensions, plutôt que dans la cachexie, c'est-à-dire à une époque où l'organe splénique a très-souvent diminué de volume, mais aussi où le sang est altéré dans un ou plusieurs de ses principes constituants. Du reste, ces obstacles mécaniques n'auraient-ils pas plutôt pour effet, comme nous l'avons démontré dans notre Mémoire sur la dyssenterie, de prédisposer à cette dernière affection, en laissant accumuler le sang dans le petit bassin et dans les dernières ramifications de la veine-porte ?

Quant à l'influence du retrait trop brusque de la rate sur la production de ces hémorrhagies, si nous nous en rapportons à nos propres observations, elle nous semble complètement illusoire, au moins dans la cachexie paludéenne.

Pour nous, la vraie cause, la cause primordiale et toujours constante de ces hémorrhagies, c'est l'altération du sang devenu plus fluide, s'associant quelquefois à des obstacles ou à des troubles de la circulation qui agissent comme cause adjuvante, mais aussi pouvant très-bien s'en passer. Est-il besoin, par exemple, dans le scorbut, d'un obstacle à la circulation apporté par le foie et la rate, pour voir naître des hémorrhagies multiples sur toutes les surfaces ? Les obstacles au cours du sang ne produisent-ils pas, d'ailleurs, bien plus souvent les hydropisies que les hémorrhagies ?

Une fois le sang altéré, qu'il survienne un accès de fièvre, la déviation sanguine se faisant vers les parties supérieures, l'hémorrhagie nasale sera imminente, et d'autant plus facile que la fluidité du sang ui permettra de s'échapper hors de ses vaisseaux. Il y aura, dans ce cas, un raptus sanguin déterminé par la violence du mouvement circulatoire.

A. *Epistaxis.* Cet accident, qui est le plus fréquent, est très-dangereux, moins parce qu'il est

une cause d'épuisement ajoutée aux phénomènes cachectiques, que parce qu'il cause immédiatement la
mort par le seul fait d'une hémorrhagie très-difficile
à arrêter.

Nous l'avons observé chez presque tous nos cachectiques, depuis la fin de 1845 et le commencement
de 1846.

L'épistaxis s'annonce quelquefois par des symptômes précurseurs, une forte fièvre, de la céphalalgie,
le pouls rebondissant, une rougeur de la face; mais
ces cas sont très rares, et l'hémorrhagie est bien plus
souvent passive.

L'épistaxis se renouvelle plusieurs fois par jour,
sans que l'on puisse en déterminer la cause; d'autres
fois, elle apparaît tous les huit jours, tous les quinze
jours, et semble coïncider avec le retour des accès
fébriles. Dans certains cas, la quantité de sang rendue
par les fosses nasales est très-minime; dans d'autres,
elle est très-abondante Nous l'avons vue remplir la
moitié d'un vase de nuit. Le sang est très-peu plas-
tique, très-aqueux, à peine coloré, ressemblant à du
vin vieux ou à une décoction de bois de Campêche.
Quand l'hémorrhagie a été abondante, les malades ont
tous les attributs de l'anémie. Ils sont d'une pâleur
extrême, comme exsangues. Ils sont plongés dans un
affaiblissement tel, qu'ils n'ont pas la force de se pen-
cher pour que le sang ne se répande pas dans le lit.
L'écoulement sanguin a-t-il lieu pendant la nuit, il
s'effectue à l'insu du malade, que l'on retrouve le matin plongé dans son sang, ne donnant presque plus
de signes de vie. Il présente, à la visite, la langue
noirâtre, recouverte de sang desséché, ressemblant
assez bien à l'aspect qu'elle offre dans la fièvre typhoïde, quand la bouche est recouverte de fuliginosités. Si l'hémorrhagie se fait par les fosses nasales
postérieures, le sang est avalé et rendu par les vomissements, comme dans l'hématémèse. Lorsque la
réaction est nulle, le pouls est d'une mollesse ex-

trême. La peau est décolorée, froide, et quelquefois parsemée de macules bleuâtres. Le sang, quand l'écoulement est abondant, ne s'arrête jamais de lui-même; il faut avoir recours au tamponnement des fosses nasales.

Rien n'est plus facile, eu égard aux conditions pathologiques, de diagnostiquer cette épistaxis, symptomatique d'une altération du sang. Cependant, lorsque le malade n'est pas trop épuisé, que l'anémie n'est pas trop prononcée, que les chairs présentent encore de la tonicité, il pourrait se faire que l'on prît pour une épistaxis l'écoulement du sang dû à la présence d'une sangsue derrière le voile du palais. On sait que cet accident est fréquent en Afrique, et qu'il se montre principalement chez les hommes revenus d'expéditions fatigantes, et qui offrent précisément, quant au teint et à l'épuisement des forces, quelque analogie avec les hommes atteints d'un commencement de cachexie. C'est seulement dans le cas où la sangsue ne serait pas visible, et que sa présence n'aurait pas été reconnue, qu'il pourrait y avoir méprise; il sera toujours facile alors, surtout si l'on est prévenu comme nous le sommes en Afrique, de s'assurer, par l'inspection, si l'écoulement est dû à la présence d'une annélide. En effet, on constatera toujours sur la paroi postérieure du pharynx des traînées de sang, ou des bandelettes fibrineuses longitudinales, et, si l'on relève la tête du malade, l'écoulement du sang n'aura plus lieu par les fosses nasales antérieures. Du reste, la méprise ne saurait avoir longtemps de conséquence fâcheuse; car, le lendemain ou le surlendemain, celui qui porte la sangsue finit presque toujours par la découvrir.

B. *Hémoptysie.* — Cette hémorrhagie est très-rare dans la cachexie paludéenne ; nous ne l'avons observée que deux fois. Y aurait-il, comme pour la phthisie pulmonaire, antagonisme entre cet état morbide et la cachexie ? Nous le pensons. Nous avons, en 1844, envoyé au conseil de santé un mémoire sur la phthisie pulmonaire en Afrique, dans lequel nous donnions des explications physiologiques et pathologiques sur la rareté de cette affection : les rappeler ici serait nous entraîner hors de notre sujet.

Il est très-probable que l'hémoptysie intermittente, dont M. le docteur Gintrac a rapporté un exemple (1), quoique l'auteur affirme n'avoir trouvé aucune lésion dans l'économie, appartient à notre cachexie paludéenne, et non à une fièvre intermittente *essentielle*, attendu que le sujet de l'observation était atteint d'une fièvre rebelle depuis plus d'un an. Or, il nous semble impossible qu'une fièvre paludéenne puisse résister si longtemps aux divers traitements, sans offrir quelques-uns des états morbides qui caractérisent la cachexie, au moins l'altération du sang. C'est ainsi que plusieurs auteurs rangent dans les fièvres *larvées*, des phénomènes morbides qui apparaissent périodiquement, sans tenir compte de la constitution du malade profondément modifiée. Que, dans un état de détérioration de l'économie, surviennent des accès de fièvre, ces accès, suivant nous, seront presque toujours compliqués d'une localisation morbide, d'autant plus fréquente que les organes se laisseront plus aisément congestionner. Mais le poumon est moins souvent que le foie et la rate le siège de ces congestions, ce qui devait déjà faire prévoir que la phthisie serait plus rare en Afrique, la surexcitation abdominale étant principalement sous la dépendance de ce climat.

C. *Macules scorbutiques. Tumeurs sanguines.* — Lorsque l'altération du sang est arrivée à un point où les hémorrhagies nasales sont fréquentes, la dé-

---

(1) Journal de médecine de Bordeaux, 1848.

térioration de l'économie se manifeste encore par des symptômes scorbutiques, le gonflement des gencives avec exsudation sanguine, des macules dont se jaspent les membres sous forme de plaques bleuâtres ou de simples taches lenticulaires. Nous avons observé un cas où des collections sanguines volumineuses s'étaient faites dans le tissu cellulaire des muscles de l'avant-bras et de l'abdomen. Une autre fois, une collection de cette espèce était située à la région gastro-duodénale, et nous avions pris d'abord cette tumeur pour une distension de la vésicule biliaire. Nous ne réunirons pas sous un même groupe de symptômes les caractères de chacune de ces collections ; elles appartiennent évidemment à une profonde dissolution du sang, de la même nature que le scorbut.

D. *Dyssenterie*. — A l'article *Complications*, nous avons fait connaître notre manière de voir sur cette affection, considérée par beaucoup d'auteurs comme liée aux fièvres intermittentes, et, par conséquent, aux états morbides consécutifs, quand elle coïncide avec eux. Nous ne répéterons pas les considérations longuement développées sur lesquelles nous avons basé notre opinion. Cependant nous devons faire ici une remarque. Dans notre travail sur la dyssenterie, nous avons dit que cette maladie est l'expression simultanée de deux éléments, l'inflammation et l'hémorrhagie. Comme il peut se faire que, dans la cachexie qui nous occupe, l'inflammation soit nulle, à cause des influences débilitantes, asthéniques, dans lesquelles le malade est plongé, et que cependant les selles soient sanguinolentes, abondantes, nous ne pensons pas que ces selles sanguines, manquant d'un élément essentiel, important, constituent à elles seules la dyssenterie, pas plus que les désorganisations et les hémorrhagies de la muqueuse colique, observées si fréquemment dans le scorbut, ne sont l'indice de cette affection intestinale. Aussi, lorsque la décomposition du sang est tellement avancée dans le désordre organique général, que le sang s'échappe de la partie inférieure du canal intestinal comme de toute autre surface, nous ne voyons là d'autre phénomène qu'une exsudation en quelque sorte scorbutique, ne ressemblant à la dyssenterie que par l'un de ses éléments, l'évacuation sanguine, sans être la maladie elle-même.

6° *Névroses du mouvement.* — Nous sommes obligé de désigner sous ce nom un état général qui, sauf les symptômes que nous allons décrire, ne présente de la cachexie paludéenne, dont il fait partie, que l'altération anormale de la peau avec un commencement d'anémie. Le malade n'offre aucune lésion appréciable dans les viscères. Le foie et la rate ont leur volume normal. On ne voit aucune trace de suffusion séreuse. Au lieu de cet embonpoint de mauvais aloi, constitué par une sorte de pléthore séreuse qui est le commencement de l'anasarque, on observe plutôt de l'amaigrissement.

Dans les états morbides que nous avons décrits, la cause pathologique a paru frapper de préférence les fluides, altérer le sang dans ses éléments; dans l'état dont il s'agit, quoique le sang semble primitivement intoxiqué par le miasme, nous considérons le système nerveux et les solides comme le plus gravement atteints. Car, ne le perdons pas de vue, entre les appareils de la vie sensitive et de la vie organique, entre le système nerveux et le système sanguin, il existe une telle connexion ou solidarité, que la modification vicieuse de l'un ne saurait exister longtemps sans entraîner le trouble de l'autre. Ainsi, dans l'intoxication paludéenne, le sang paraît le premier modifié, mais il ne saurait produire de troubles ou d'ébranlements dans l'organisme, sans que le système nerveux ne ressente l'action du principe toxique.

Nous sommes obligé de rattacher aux lésions de cet appareil, cette espèce d'asthénie que nous avons observée chez quelques-uns de nos malades atteints primitivement de fièvres. Les symptômes en sont tellement caractéristiques, qu'il nous sera facile d'en tracer le tableau.

Le malade a conservé toute son intelligence. Il n'éprouve pas ces étourdissements, ces vertiges, cette céphalalgie opiniâtre que nous observons comme symptômes précurseurs de l'hydropisie méningienne. L'appétit est conservé, mais la maigreur reste stationnaire et le malade ne peut reprendre ses forces. Veut-il rester debout, il chancelle, et les jambes se portent avec peine l'une devant l'autre. Il fait de grands efforts pour conserver l'équilibre, et, pour ne pas tomber, il est forcé de s'appuyer sur les objets qu'il rencontre. Nous avons vu un officier, en 1845, conserver pendant deux mois cette marche incertaine. Les malades ont parfaitement connaissance de leur défaut de précision dans les mouvements, qu'ils essayent vainement de régulariser. On les voit parfois exécuter des mouvements par saccades, comme des automates mus par des ressorts. Veut-on explorer le pouls, ils vous tendent convulsivement le bras, cherchant d'un air inquiet sur votre physionomie un signe qui les rassure. Ces mouvements ne sont pas précisément ceux de la chorée, qui se font malgré la volonté, mais ils sont le résultat d'une combinaison de contractions musculaires volontaires, avec celles que la volonté ne saurait maîtriser. Quelquefois, les malades se plaignent de douleurs dans les jambes, dans les cuisses, dans l'épine dorsale.

Aucun de nos malades n'a succombé, ce qui ne nous a pas permis d'assigner le siège de ces symptômes, dans le cerveau, le cervelet, ou la moelle épinière. M. Cambay a fait l'autopsie de deux hommes morts de cette affection en 1843.

Le fait observé par M. C. Broussais, à l'hôpital de

la Salpêtrière à Alger (1), offrait à peu près les symptômes que nous signalons. Ce fut, en effet, à la suite de fièvres contractées à Tiaret, que le malade éprouva cette perte d'équilibre que notre regrettable maître rattachait à une congestion du cervelet, se fondant sur les expériences de MM. Bouillaud, Rolando, Flourens, et sur les siennes propres. Mais nous devons exprimer notre doute, jusqu'à ce que des observations plus multipliées, et les progrès qui en sont inséparables, nous révèlent le siège et la véritable nature de la maladie (2). Nous croyons devoir faire connaître ces deux observations :

16ᵉ OBSERVATION. — De R..., âgé de 27 ans, d'une forte constitution, d'une conduite régulière, maréchal-des-logis au 2ᵉ de hussards, trois ans d'Afrique, entra dans mon service le 1ᵉʳ septembre 1847, pour une fièvre quotidienne gastrique, survenue pendant une longue expédition. Les accès fébriles et les complications gastriques furent combattus par un vomitif et un purgatif, qui furent suivis de plusieurs doses de sulfate de quinine de 6 décigrammes par jour. Le 22 septembre, il offrait le caractère de la cachexie ; en outre, il se plaignait de ne pouvoir rester debout sans vaciller comme un homme ivre. Malgré son attention soutenue et ses efforts, il lui était impossible d'atteindre un but en marchant sans faire des pas en zig-zag et mal assurés. Il serait même tombé, s'il ne se fût appuyé sur quelqu'un ou sur un lit voisin. Nous l'avons fait marcher plusieurs fois en notre présence : il ne pouvait conserver la même direction en ligne droite, il heurtait tout ce qui se trouvait sur son passage, et offrait à chaque pas la même titubation que l'on observe dans

____

(1) *Gazette des hôpitaux*, nº 40, 1845.
(2) M. Cambay avait observé dès 1843 cet état nerveux, qu'il fait dépendre d'une encéphalo-méningite chronique, consécutive aux congestions cérébrales répétées qui surviennent dans les fièvres intermittentes rebelles. *Recueil de mémoires de médecine militaire,* t. 57, page 52.

l'ivresse. Couché dans son lit, il paraissait jouir de toute
la force, de toute la plénitude, de toute la précision
de ses contractions musculaires, et il n'éprouvait aucun symptôme du côté de l'encéphale. Nous lui pres-
crivîmes des toniques, des révulsifs, des bains sulfu-
reux, des anti-spasmodiques; la maladie persistait toujours. Son régiment étant rentré en France pendant
son séjour à l'hôpital, il éprouva un tel chagrin de
n'avoir pu suivre ses camarades, que nous fûmes obligé de le faire partir avec un congé de convalescence,
avant sa guérison. Il fut évacué sur Oran le 15 novembre.

17ᵉ OBSERVATION. — V...., 34 ans, sergent au 41ᵉ
de ligne, 4 ans d'Afrique, sobre, avait eu, au mois de
septembre 1845, une fièvre tierce qui le fit séjourner 33 jours à l'hôpital. Rentré pour la deuxième
fois dans mon service le 16 juillet 1846, il se plaignait de céphalalgie, de nausées, d'une douleur épigastrique avec exacerbation tous les soirs. Sa maladie datait de huit jours. La langue était recouverte
d'un enduit blanchâtre très-épais. Le foie et la rate
offraient une matité normale. Constipation. Deux
vomitifs, l'un le 17, l'autre le 18, suivis d'un purgatif et de sulfate de quinine, prescrit à la dose de 6
décigrammes pendant cinq jours de suite. Les symptômes gastriques et la fièvre disparurent le 20 septembre. Malgré les toniques et une alimentation sub-
stantielle, l'amaigrissement faisait des progrès, et le
malade tomba dans la cachexie, caractérisée par une
coloration de la peau d'un jaune terreux. Les accès
fébriles revenaient tous les dix jours, quoique la rate
ne fût pas volumineuse. A ces accès, nous opposions
toujours le sulfate de quinine, et quelquefois des vomitifs ou des purgatifs. Le 27 août, ses forces ont
considérablement décliné. Il lui est impossible de
rester debout, ses jambes sont agitées d'un tremble-
ment et d'une agitation continuels. Les yeux sont
ternes, sans expression. La rate conserve toujours

son volume normal. Bon appétit; pas de diarrhée. La nuit, la peau se couvre de sueurs. Intelligence intacte. Point de paralysie, ni du mouvement, ni du sentiment. Le 1er septembre, forte céphalalgie, faiblesse extrême. Les bras sont agités de mouvements automatiques, comme on l'observe dans la troisième période de la fièvre typhoïde. Point de fièvre. Selles naturelles. Bon appétit. Impossibilité de se tenir même sur son séant, sans retomber tout de suite à la renverse. Vin de quinquina. Frictions aromatiques sur les membres, pédiluves sinapisés. Vésicatoire à la nuque. Acétate d'ammoniaque à la dose de 15 grammes par jour. Sous-carbonate de fer. Lavements purgatifs. Le 15 septembre, grande amélioration, quoiqu'il existe encore une grande incertitude dans les mouvements. Cependant, sous l'influence des toniques, les forces reviennent insensiblement. La marche devient mieux assurée, et la volonté finit par asservir les contractions musculaires; l'embonpoint se rétablit, et le malade sort parfaitement guéri le 17 novembre.

Nature de la cachexie.

Que l'état primitif soit l'effet d'un engorgement de la rate, comme le veut M. Piorry, d'une sidération d'après M. Bailly, d'un empoisonnement du sang précédant la congestion de la rate, selon les idées de M. Audouard, ou bien d'une simple intoxication limnique par le miasme, comme le proclame M. Boudin, il est certain qu'une fois la cachexie déclarée, il est impossible de ne pas admettre dans les lésions variées qui la constituent, une cause dominante qui les gouverne, l'altération du sang.

Depuis que les travaux microscopiques ont donné au sang le rôle important qu'il joue dans l'économie, et que les analyses chimiques ont jeté une si vive lumière sur la pathogénie, il n'est plus besoin de recourir à des théories humorales, pour expliquer la cause et la nature de certaines maladies. Nous connaissons désormais la véritable nature de l'anémie, de la chlorose, du scorbut, maladies dans lesquelles le sang a perdu quelques-uns de ses éléments physiologiques. Dans la cachexie paludéenne, nous observons la défibrination du sang, l'augmentation du sérum, et la diminution des globules et de l'albumine.

Dans les hydropisies, l'obstacle seul à la circulation par les engorgements du foie et de la rate, le ralentissement du cours du sang, pourraient suffire pour les expliquer, lors même que le sang n'aurait subi aucune altération ; mais aussi, n'avons-nous pas vu une infinité d'épanchements séreux du péritoine, dans lesquels cet obstacle n'existai, pas ?

Il en est de même pour les hémorrhagies, dans lesquelles cet obstacle n'est pas constant, tandis que toujours le sang était aqueux, décoloré, défibriné, en un mot, comme dans le scorbut. D'autres fois, les vaisseaux ne contenaient, pour ainsi dire, que de l'eau.

La cachexie réunit donc les caractères de l'anémie, de la chlorose, des hydropisies passives, du scorbut, et doit avoir une nature identique à celle de ces affections, se rapprochant ou s'éloignant de chacune d'elles, selon qu'elle réunit plus ou moins les caractères qui les différencient.

En résumé, la cachexie paludéenne semble constituer le résultat d'une altération du sang produite 1° par l'introduction du miasme ; 2° par l'action d'une grande chaleur longtemps prolongée, qui alanguit presque toutes les fonctions de l'économie, et entraîne une grande déperdition des matériaux du corps par l'augmentation des sécrétions ; 3° par les ébranlements souvent renouvelés du système nerveux pendant les accès fébriles qui doivent nécessairement troubler l'assimilation, la nutrition ; 4° enfin elle semble produite encore par les engorgements énormes de la rate, qui enlèvent une grande partie de la masse sanguine à l'action vivifiante de l'hématose pulmonaire.

Traitement.

Notre travail n'aurait que bien peu d'intérêt, si les considérations auxquelles nous nous sommes livré ne nous conduisaient à des résultats indispensables à quiconque prétend à la guérison des lésions de la cachexie. Si nous ne pouvons toujours arracher à la tombe des hommes dont la maladie était au-dessus des forces de l'art, nous aurons au moins la consolation d'avoir fait tous nos efforts pour diminuer le chiffre de la mortalité.

Il est inutile de rappeler qu'il faut s'attacher à combattre les accidents primitifs; c'est le meilleur moyen préventif, puisque la cachexie n'en est que la conséquence, et ne se déclare que parce que les malades ont été mal soignés au début, le traitement ayant été nul, incomplet, ou de trop courte durée.

La maladie s'annonce très-souvent par de légers accès de fièvre quotidienne, qui, en raison de leur bénignité, sont traités à la caserne. La fièvre est coupée, mais elle revient au bout de quelques jours. Nouvelles doses de sulfate de quinine, même traitement incomplet et insuffisant, car les soins hygiéniques ont manqué. C'est ainsi que, de rechute en rechute, la maladie, qui avait commencé par un accès de fièvre regardé comme peu important, finit par se transformer en une cachexie. Combien de fois nous-même avons nous considéré comme guéris des hommes qui, renvoyés de l'hôpital au bout de quelques jours de traitement, nous revenaient avec une tendance à la cachexie, et même dans une cachexie avancée.

On doit surtout être en défiance contre les fièvres contractées dans des localités réputées très-malsaines, et surveiller attentivement les hommes qui y ont séjourné pendant les chaleurs. Le 10e bataillon de chasseurs à pied passa, nous l'avons dit, l'été de 1846 à Lalla-Margnhia, et presque tous les militaires qui le composaient furent atteints de fièvre. Chez eux, les rechutes se montrèrent avec une tenacité désespérante; il en mourut un grand nombre par suite d'accidents cachectiques, et ceux qui survécurent conservèrent, pendant un temps très-long, le cachet de l'intoxication qui ne put même s'effacer entièrement par un long séjour en France.

L'été dernier, sur 177 hommes du 9e de chasseurs à pied qui ont campé pendant trois mois à l'embouchure de la Taffna, un très-petit nombre a été épargné par la fièvre, les autres ont eu des accès interminables et ont offert presque tous l'empreinte caractéristique et les lésions de la cachexie paludéenne. Ce détachement, à lui seul, a fourni la moitié de la mortalité de l'hôpital pendant l'hiver.

Tout le monde connaît le traitement qui convient contre les accidents primitifs, l'empoisonnement aigu; mais celui de la cachexie est-il aussi simple? Nous devons avouer qu'il existe sur ce point une grande lacune dans la science, et qu'il nous a été impossible d'y trouver des règles propres à nous guider, lorsque nous nous trouvions en face de tant de variétés symptomatologiques, devant des individualités morbides en quelque sorte, qui ne ressemblent que très-peu aux manifestations de l'état aigu.

Dans la cachexie, on rencontre fréquemment un engorgement de la rate, compliquant des accès fébriles ou des exacerbations. Tant que cet engorgement subsiste, la fièvre ne guérira pas. Il faut donc prescrire le sulfate de quinine jusqu'à ce que la rate soit rentrée dans ses limites normales. Mais faudrat-il en continuer l'usage pendant quatre mois, alors même que le volume de cet organe aura acquis des dimensions plus considérables qu'elles ne l'étaient dans le début, lorsque son tissu dense et compacte ne lui permettra plus un retrait aussi facile et aussi rapide? La constitution délabrée du sujet ne s'opposera-t-elle pas à la prolongation d'un médicament qui n'offre pas de dangers, comme l'anémie, mais qui finit à la longue par faire naître un insurmontable dégoût? Ne faudra-t-il pas plutôt, suivant la pratique de M. Lévy (1), refaire la constitution en administrant les ferrugineux, l'extrait de quinquina, les toniques, les amers?

D'un autre côté, les rechutes de fièvre accélèrent rapidement les accidents, et sont une cause puissante de détérioration et d'affaiblissement. Il est donc urgent de les combattre, afin d'empêcher le malade de tomber dans une langueur dont il sera plus tard bien difficile de le retirer.

Nous aurons dans la cachexie à combattre :
1° Des accès fébriles;
2° Des lésions viscérales;
3° Une altération du sang.
Suivons ces trois indications.

1° *Accès fébriles.* Ils n'ont pas, en général, cette régularité que l'on observe à l'état aigu et lorsqu'il n'existe aucune complication du côté des viscères. Cependant, la note de leur billet d'entrée porte *fièvre quotidienne, fièvre tierce.* Une fois le malade entré à l'hôpital, les accès ont déjà cessé; ils ne reparaissent qu'au bout d'un temps plus ou moins long. Dans cet intervalle, l'appétit est excellent, la fièvre semble être entièrement coupée pour toujours, d'autant que le sulfate de quinine est prescrit en même temps que les toniques sont administrés, afin d'en prévenir le retour, qui n'en arrive pas moins. Non-seulement la fièvre n'est pas régulière dans ses types, mais encore elle n'offre que très-rarement ses trois stades; elle commence, comme la fièvre rémittente, par une forte chaleur suivie de sueurs abondantes. Le sulfate de

---

(1) Gazette des hôpitaux, n° 148, 1845 (Revue hebdomadaire).

quinine est le remède le mieux indiqué pour combattre ces rechutes. Il faut le prescrire à la dose de 6 décigrammes pendant quatre à cinq jours.

S'il y a de la céphalalgie, de l'embarras gastrique, des nausées, des vomissements bilieux, une intermittence peu marquée, un vomitif avec l'ipéca, quelquefois un purgatif, suivant la pratique de M. Boudin, feront disparaître ces symptômes et prépareront mieux le succès du sulfate de quinine. Une fois la fièvre coupée, il faut, sans perdre de temps, prescrire une alimentation réparatrice, car les forces du malade doivent être conservées avec le plus grand soin; autrement, il tomberait dans une débilitation dont il serait très-difficile de le retirer, et qui deviendrait une cause puissante de rechute. Aussi, est-ce pour remplir cette indication que l'on doit faire prendre les toniques, la décoction de quinquina, le vin de cannelle, les amers, etc.

Au bout de quelques jours, observe-t-on du malaise, une diminution d'appétit, de la chaleur à la peau, suivie de moiteur, une sueur légère au cou, à la poitrine, une tension des hypochondres, la rate un peu engorgée; le malade éprouve-t-il de la pesanteur à la tête en même temps que la face est un peu bouffie, un vomitif, et, dans quelques cas, un purgatif, dont l'administration sera immédiatement suivie d'une dose ou deux de sulfate de quinine, préviendront souvent un accès imminent et hâteront le retour de la convalescence.

Si, malgré le sulfate de quinine pris le matin à la visite, l'accès revient dans la journée, renouvelez la dose une fois l'accès terminé, et souvent la fièvre ne reparaîtra plus le lendemain.

Notre conduite est la même pour combattre de simples exacerbations fébriles. Mais nous ne pouvons nous arrêter plus longtemps sur un traitement devenu aujourd'hui si familier entre les mains des médecins de l'armée d'Afrique.

Ici se présente la question arsénicale. La science

n'ayant pas encore donné son arrêt, et les expériences
étant à l'ordre du jour de toutes parts pour connaître
la véritable valeur de l'arsenic dans le traitement
des fièvres, nous avons trouvé prudent, au milieu
des travaux contradictoires, d'attendre pour former
notre conviction. Nous ferons remarquer, toutefois,
que, dans la cachexie paludéenne d'Afrique, le plus
difficile n'est pas de combattre un accès de fièvre,
qui résiste rarement au sulfate de quinine, mais c'est
d'en prévenir le retour, et surtout de guérir la constitution, la débilitation qui en est la suite. Or, par
l'acide arsénieux, pourrait-on réparer les désordres
organiques qui constituent la cachexie? Que l'arsenic
guérisse des accès de fièvre, même dans la Bresse, en
Afrique, aux Antilles, dans les foyers les plus intenses, nous ne le contestons pas, et nous ne voulons même pas exprimer de doutes sur ses pro-
priétés équivalentes à celles du sulfate de quinine;
mais nous croyons le sulfate de quinine, au moins
dans la cachexie, mieux indiqué que l'arsenic, non
pas tant parce qu'il est fébrifuge, qu'à raison de ses
vertus tonifiantes énergiques.

2° *Lésions viscérales.* A.—En première ligne se présente l'*Engorgement de la rate.*—De même que cette
lésion peut exister, d'après Vésale, Forestus, Mappa,
Naumann, sans aucun trouble de la santé, ét dans
l'état particulier aux habitants des foyers miasma-
tiques, quoiqu'ils n'aient jamais eu d'accès de fièvres,
de même aussi elle n'est pas complication obligée
de la fièvre intermittente. Lorsqu'il y a congestion simple, facile à résoudre, et c'est en cela que les
travaux de M. Piorry sont remarquables, le traitement se fait avec une précision presque mathéma-
tique suivant cet auteur. Mais quand, dans la cachexie,
la rate est non-seulement volumineuse, mais hyper-
trophiée, indurée, le sulfate de quinine, qui convenait
au début des accidents primitifs pour dégorger son
tissu plus mou, plus compressible, sera suivi d'effets

immédiats très-peu sensibles. ou même nuls Cependant, comme il n'est pas toujours possible par la pression, la palpation ou la percussion, de s'assurer de son état de densité, il faudra le prescrire, d'autant que son administration ne saurait avoir d'inconvénient pour le malade. Mais si, malgré son emploi à haute dose, l'intumescence de la rate reste stationnaire, il ne faudra pas insister, afin de pouvoir y revenir dans un moment plus opportun, lorsqu'on aura combattu, soit par des ventouses scarifiées, de larges vésicatoires sur la région splénique, soit par des purgatifs salins, le sentiment de gêne, de plénitude, de pesanteur et d'empâtement à l'hypochondre, qui s'oppose souvent au succès du sulfate de quinine. Dans les cas où la rate volumineuse présente un tissu friable, dense, rougeâtre, le sulfate de quinine ne peut avoir beaucoup de prise sur elle. Sa diminution ne s'opère qu'à la longue, par le travail de l'absorption moléculaire.

B. *Hyperémie du foie.* — Nous avons dit que l'hyperémie active dépendait beaucoup plus directement du climat et de la dyssenterie, qu'elle n'était le résultat de l'intoxication ; nous ne devons donc pas ici nous occuper du traitement de cette congestion, plus ou moins rapprochée de l'inflammation hépatique. Cependant, comme l'état bilieux est très-fréquent dans la subdivision de Tlemcen, et qu'il n'est pas rare d'observer des hyperémies actives du foie coïncidant avec des fièvres d'accès, il faut avoir soin, avant d'administrer le sulfate de quinine, de combattre, soit par des émissions sanguines locales, seules ou combinées avec les vomitifs et les purgatifs, des lésions et des symptômes qui rendraient, sans cette précaution, le sulfate de quinine inefficace.

Quant aux congestions passives du foie ne dépendant pas d'un raptus sanguin, mais d'un refoulement en quelque sorte mécanique de la périphérie au centre, de la stase et du ralentissement du sang à l'intérieur de l'abdomen, il faut les attaquer absolument comme les congestions de la rate, c'est à-dire avec le sulfate de quinine. Ce que nous venons de dire sur le traitement des engorgements spléniques, s'applique rigoureusement au traitement des congestions passives du foie.

Nous devons ajouter que l'on sera sobre d'émissions sanguines, surtout si la cachexie est très-avancée. Nous avons cru devoir prescrire quelquefois des sangsues à l'épigastre, dans les cas de tension abdominale, de douleur, de chaleur brûlante avec fièvre continue ; nous avons presque toujours eu lieu de nous en repentir : ou cette évacuation sanguine ne produisait pas d'amélioration bien évidente, ou elle exaspérait par la débilitation du malade les symptômes de la cachexie.

C. *Hydropisies.* — Il ne sera pas question ici de celles qui compliquent les accès récents, et dont on n'a pas encore pu expliquer la cause, mais seulement des infiltrations séreuses développées lorsque la constitution, profondément modifiée, commence à se détériorer; des hydropisies, en un mot, qui peuvent bien être sous la dépendance d'un obstacle au cours du sang par l'engorgement du foie ou de la rate, mais qui doivent être attribuées le plus souvent à une altération du sang.

D. *Ascite et anasarque.* — Ces suffusions séreuses, dans les cas où il n'existe pas d'obstacle à la circulation, exigent un traitement tonique et surtout hygiénique, propre à rétablir la constitution viciée. Une chose digne de remarque, c'est que le sulfate de quinine à haute dose est encore le meilleur remède qu'on puisse leur opposer. Il nous a donné des cures vraiment merveilleuses, lorsque nous avions inutilement prescrit pendant longtemps des toniques et des diurétiques.

Qu'il y ait fièvre ou non, le sulfate de quinine doit être la base du traitement, et donné à la dose d'un ou de deux grammes au moins pendant trois jours. On l'abandonnera, s'il est sans résultat, pour y revenir dans un moment plus favorable, qu'il faut savoir épier.

Comme moyen adjuvant, on prescrira des tisanes nitrées, la teinture de digitale, l'oxymel scillitique, l'acétate d'ammoniaque à hautes doses, suivant la susceptibilité gastrique ; les frictions de teinture de scille et de digitale sur l'abdomen et les membres, afin de rétablir la transpiration cutanée.

Lorsque la constitution est par trop appauvrie, on retire d'excellents effets de l'emploi des excitants, des toniques, du vin de quinquina, de gentiane, de cannelle, des ferrugineux.

Les purgatifs seront dans quelques cas d'une très-grande utilité, mais il ne faudra les prescrire qu'avec discernement et une grande discrétion ; car, en enlevant indirectement au sang, par la supersécrétion intestinale, une grande somme de matériaux, l'albumine entre autres, ils ont l'inconvénient d'affaiblir trop rapidement les individus, et même de provoquer de ces interminables diarrhées qui hâtent le dépérissement de l'organisme, et conduisent par degrés le malade au tombeau, à travers les symptômes de la prostration et du marasme.

Mais tous ces moyens n'auront qu'une bien faible efficacité, si le malade n'est pas placé au milieu d'excellentes conditions hygiéniques.

Dans les premiers jours de décembre 1850, l'air était froid et humide par la fonte des neiges, l'hygromètre marquait 85° depuis plusieurs jours. Tout-à-coup, le vent, qui était à l'ouest, passa au sud et dessécha l'atmosphère, en même temps que l'hygromètre descendit à 25° ; la température devint plus douce, le thermomètre marquant 15°. Cet heureux changement dans l'atmosphère se fit sentir dans nos salles. En effet, nous fûmes très-étonné de voir la disparition presque complète de trois ascites, contre lesquelles nos médications étaient restées jusqu'alors impuissantes. Dès ce moment la convalescence fut assurée.

Ces faits ne sont pas rares.

Il serait donc très-utile de placer les hydropiques dans des chambres élevées au-dessus du sol, fortement et uniformément chauffées, comme on le fait en Allemagne, pour provoquer d'abondantes sueurs qui enlèvent, sans trouble et sans danger, la sérosité qui se trouve en excès dans l'économie. N'avons-nous pas vu plusieurs fois disparaître des anasarques, des ascites peu volumineuses, à la suite de sueurs spontanées, que nous considérions alors comme de véritables crises salutaires !

Si, au contraire, les malades sont placés dans des salles de rez-de-chaussée semblables aux nôtres, c'est-à-dire humides, obscures, peu aérées, dont le sol est quelquefois tellement inondé par les pluies tombant d'un toit en mauvais état, qu'il ressemble à un lac, comment, dans des conditions aussi insalubres, capables par elles-mêmes de provoquer le mal que l'on est appelé à guérir, comment, disons-nous, espérer une guérison prompte?

En résumé, avec l'emploi simultané et sagement combiné du sulfate de quine, des toniques, des diurétiques, rarement des purgatifs, d'un air chaud et sec, d'une bonne alimentation, on finira par rétablir souvent la constitution, et par détruire la source de l'infiltration ou de la suffusion séreuse.

E. *Hydropisie méningienne.* — Quoique née au milieu des mêmes conditions pathologiques, l'hydropisie méningienne doit constituer, au moins pour le traitement, une individualité morbide. Elle se présente, en effet, avec une telle régularité, sous une expression symptomatologique si distincte, et avec un danger tellement pressant, qu'il était nécessaire, pour la combattre énergiquement, de bien en connaître l'évolution et la marche, sans quoi le malade eût été voué à une mort certaine.

Aussitôt donc que le malade que l'on croyait guéri aura de la tendance à la somnolence, à l'inertie, qu'il présentera de la taciturnité, un commencement d'hébétude et de stupeur, lorsque, placé sur son séant, il éprouvera de la faiblesse, des éblouissements, des vertiges, lorsqu'en même temps sa peau se couvrira de sueurs, il faudra se tenir sur ses gardes. Prescrivez tout de suite le sulfate de quinine à haute dose, c'est le seul moyen de prévenir un *accès pernicieux* imminent. Que l'ascite ou l'anasarque aient disparu, ou bien qu'elles restent stationnaires, que la sérosité soit sécrétée en plus grande abondance de la part de toutes les séreuses, ou qu'il se fasse un raptus vers le crâne, toujours est-il qu'elle s'accumule dans cette cavité encéphalique, et que bientôt, si vous n'en arrêtez les progrès, il s'établira un véritable épanchement séreux avec tous les symptômes d'une compression du cerveau. Si, malgré une prévoyance attentive, on n'a pu prévenir ce terrible accident, annoncé par un profond coma et l'insensibilité, il n'en faut pas moins insister sur l'emploi du sulfate de quinine à la dose de 3 à 4 grammes, et prescrire en même temps des révulsifs puissants sur la peau et sur le canal intestinal, moyens qui doivent être employés dès l'apparition des premiers symptômes.

F. *OEdème du poumon.* — Outre le traitement général, cet accident, dont nous n'avons observé que deux exemples, réclame les révulsifs, les sinapismes aux extrémités, de larges vésicatoires sur la poitrine, une dérivation prompte sur le canal intestinal.

3° *Altération du sang.* Notre intention n'est pas de passer en revue toutes les médications employées contre les hémorrhagies locales, l'épistaxis, l'hémoptysie, mais nous devons insister sur le traitement qui convient à cette affection considérée en général.

Comment modifier la composition du sang? Par quels moyens rendrons-nous à la fibrine et aux globules leur quantité normale, et rétablirons-nous leurs rapports physiologiques réciproques? Pouvons-nous trouver dans la science un médicament sûr qui puisse obtenir un aussi heureux effet? Non, malheureusement, et nous sommes obligé d'avouer notre impuissance au milieu de cette richesse de médicaments toniques qui ont la réputation de réparer les éléments constitutifs du sang. Aussi est-on souvent réduit à n'avoir confiance que dans une bonne alimentation, et les moyens hygiéniques.

Quoi qu'il en soit, nous trouvons deux indications principales à remplir:

1° Combattre la cause primitive,

2° Attaquer la cause générale asthénique.

1° La cause primitive est, comme il a été dit, la présence du miasme dans le sang. Existe-t-il encore des accès de fièvre, il faudra les attaquer par le sulfate de quinine, et le plus vite possible, car les hémorrhagies sans cesse provoquées par le mouvement fébrile, qui donne une trop vive impulsion à un sang altéré, se reproduiront avec une facilité déplorable et une désespérante tenacité, et plongeront le malade dans un état de plus en plus alarmant.

Il nous est arrivé d'avoir préalablement prescrit les vomitifs et les purgatifs, lorsqu'une indication nous semblait être fournie par l'état des voies digestives. Mais il ne faut les administrer qu'avec une excessive réserve, et seulement lorsque l'altération du sang n'est pas trop avancée. Autrement, on s'exposerait à augmenter l'affaiblissement général, en provoquant, par l'intermédiaire d'une sécrétion intestinale trop forte, une soustraction trop abondante de l'albumine du sang.

2° Pour attaquer la cause générale asthénique, c'est-à-dire pour reconstituer les éléments du sang et leur donner leur vigueur primitive, l'on a conseillé les toniques fixes, les vins chargés de principes amers, les acides minéraux, et surtout les préparations ferrugineuses. Malheureusement, l'usage prolongé de ces médicaments ne nous a pas procuré de nombreux succès que nous puissions raisonnablement leur attribuer. Nous avons beaucoup plus de confiance dans l'hygiène, dans une alimentation sagement conduite et réparatrice, dans un air pur et sec, uniformément chauffé pendant l'hiver, dans une habitation favorablement disposée pour que le malade puisse jouir d'une insolation agréable et suffisante, dans un exercice modéré, dans la promenade enfin, si salutaires à des malades plongés des mois entiers dans l'ennui d'un long séjour à l'hôpital.

Les toniques, les excitants ont pour résultat d'irriter la muqueuse gastro-intestinale, et, par conséquent, de rendre les digestions plus pénibles et de provoquer des diarrhées rebelles. Aussi cet accident doit il nous engager à en surveiller attentivement l'emploi, si l'on ne veut s'exposer à voir périr son malade d'épuisement. L'hygiène, une bonne alimentation, variée autant que possible, ne produisent pas le même inconvénient, tout en procurant d'immenses avantages.

Des hommes par trop débilités sont condamnés à périr, si on ne les fait changer de climat. Il s'est fait chez ces malheureux une telle détérioration de l'économie, à la suite de l'insuccès de nos traitements et des rechutes, que plus tard, soit qu'il survienne une maladie intercurrente, ou par le seul fait des progrès toujours croissants de l'appauvrissement général de l'organisme, ils arriveront infailliblement au tombeau à travers tous les désordres morbides que nous avons signalés. Une mesure impérieuse pour le médecin, c'est de réclamer l'envoi en France, seul remède capable de sauver la vie. Un congé de convalescence n'est pas toujours indispensable; l'envoi au dépôt suffit souvent. Là, les malades iront refaire leur santé et réparer leurs forces, pour revenir, au bout de quelques mois, frais et bien rétablis, reprendre leur service de campagne au milieu de leurs camarades. Cette mesure excellente a déjà fait tomber d'une manière sensible la mortalité suite de fièvres.

RÉCAPITULATION.

RÉCAPITULATION des observations météorologiques faites à l'hôpital
1849 et

ANNÉES.	THERMOMÈTRE EXTÉRIEUR.						MOYENNE du mois.	MOYENNE du trimestre
	A 9 heures du matin.			A 3 heures du soir				
	Plus bas.	Plus haut.	MOYENNE	Plus bas.	Plus haut.	MOYENNE		
1848.								
Janvier........	2	13	5,90	4	14	7,20	5,56	
Février........	3	17	5,20	3	20	10,49	9,55	9,09
Mars..........	4	17	9,99	6	18	13,30	11,17	
Avril..........	10	25	14,80	12	27	16,10	15.47	
Mai...........	11	21	16,80	12	27	19,00	17,95	18,61
Juin..........	18	31	21,70	19	35	32,10	22,41	
Juillet........	20	30	25,90	23	35	28,50	27,40	
Août..........	24	31	28,30	23	32	29,50	29,90	26,73
Septembre	17	28	22,30	16	30	23,40	22,90	
Octobre	10	24	17,50	11	25	18,50	18,00	
Novembre.....	8	25	13,50	8	25	14,30	13,93	14,09
Décembre.....	7	15	9,70	6	15	11,00	10,35	
1849.								
Janvier........	7	14	10,00	8	17	11,20	10,80	
Février........	8	16	10,30	8	19	12,60	12,00	11,50
Mars..........	5	15	11,19	7	17	12,30	11,70	
Avril..........	8	17	12,60	10	18	14,00	12,35	
Mai...........	11	26	18,70	14	28	21,16	19,90	18,65
Juin..........	15	30	21,90	18	34	23,90	22,70	
Juillet........	24	35	25,90	26	38	26,70	27,10	
Août..........	21	32	27,80	24	35	29,60	28,78	25,90
Septembre	17	26	20,70	18	27	22,90	21,85	
Octobre	15	24	21,20	17	25	22,80	22,30	
Novembre	9	22	13.40	11	28	15,90	14,68	15,82
Décembre.....	2	13	9,58	4	15	11,49	10,50	
1850.								
Janvier........	1	12	7,00	3	14	8,60	8,00	
Février........	9	16	12,30	10	17	14,00	13,30	11,50
Mars	10	16	12,28	11	17	14,00	13,20	
Avril	12	23	18,10	14	20	20,00	19,21	
Mai...........	10	21	15,70	15	23	18,00	16,80	19,66
Juin..........	15	27	22,00	14	28	23,90	23,98	
Juillet........	22	30	26,40	24	34	29,50	27,80	
Août	22	32	25,10	23	33	26,80	26,10	25,06
Septembre	17	27	20,23	19	29	32,40	21,30	
Octobre.......	9	25	15,70	10	26	17,60	16,70	
Novembre.....	4	14	10,90	5	16	12,50	11,80	12,00
Décembre.....	5	12	7,80	6	13	9,50	8,70	

Température annuelle : En 1848, 17,13. — En 1849, 19,90

militaire de Tlemcen, par M. Catteloup, pendant les années 1848, 1850.

HYGROMÈTRE.			NOMBRE DE JOURS		VENTS DOMINANTS.		
Plus bas.	Plus haut.	MOYENNE	de pluie.	de neige.	Par mois.	Par année.	Pour les 3 années.
40	80	67	8	6	Ouest.		
31	80	53	6	1	Id.		
25	80	64,70	12	4	Id.	Ouest.	
41	77	57	7	//	Id.	S.-Ouest.	
21	80	60,80	3	1 grêle	Sud-ouest	N.-Ouest.	
27	75	55,30	//	//	Id.	Nord.	
32	62	49	//	//	Id.	Nord-Est.	
32	52	43	//	//	Nord.	Sud.	
32	69	53	4	//	Ouest.	Est.	
30	80	57	6	//	Id.	Sud-Est.	
27	80	71,20	6	//	Id.		
25	76	53,70	3	//	Sud.		
			57	13			
30	78	53	4	//	Ouest.		
30	72	46	3	//	Est.		
20	80	54	4	//	Nord.	Ouest.	Ouest.
40	80	60,50	4	//	N.-Ouest	S.-Ouest.	S.-Ouest.
25	75	50	3	//	S.-Ouest.	Nord.	Nord.
10	75	44,40	2	//	Sud.	N.-Ouest.	N.-Ouest.
20	60	33	//	//	Nord.	Sud.	Sud.
18	60	38	//	//	Nord-Est.	Nord-Est.	Nord-Est.
40	70	59	1	//	Nord.	Sud-Est.	Sud-Est.
14	72	49	//	//	S. Ouest.	Est.	Est.
40	70	63	4	//	Id.		
40	85	59	3	1	Ouest.		
			28	1			
30	80	58	6	1	Ouest.		
35	70	45,40	//	//	Est.		
20	80	56,70	4	//	S.-Ouest.	Ouest.	
25	75	51,50	1	//	Ouest.	S.-Ouest.	
39	80	56	6	//	N.-Ouest.	N.-Ouest.	
30	80	48	1	//	Nord-Est.	Nord.	
29	50	39	//	//	Nord.	Sud Est.	
30	60	44	//	//	Id.	Nord-Est.	
35	80	50,10	2	//	S.-Ouest.	Sud.	
30	80	59,30	8	2	Ouest.	Est.	
55	75	67	2	1	Id.		
35	75	62	5	//	Id.		
			35	4			

Par trimest. pour les 3 années :

	Vents
1er.	Ouest. Sud-O. N.-O. Nord. Est. Sud. S.-Est. N.-Est.
2e.	Ouest. Sud-O. Nord. N.-O. N.-Est. Sud. Est. S.-Est.
3e.	Nord. Sud-O. N.-Est. N.-O. Ouest. Sud. S.-Est. Est.
4e.	Ouest. S.-O. Sud. N.-O. S.-Est. Nord. N.-Est Est.

— En 1850, 17,04. — Moyenne, 18,04.

TABLEAU des divers états pathologiques consécutifs aux fièvres,
de 1842 à 1850.

DÉSIGNATION.	ANNÉES.									TOTAL.	DÉCÈS.
	1842	1843	1844	1845	1846	1847	1848	1849	1850		
Engorgements chroniques de la rate.......	10	11	15	4	30	23	15	6	8	112	10
Engorgements chroniques du foie.........	3	6	7	1	12	9	10	3	1	52	7
OEdème des extrémités.	1	//	4	//	6	6	3	1	//	21	1
Cachexies proprement dites................	5	3	11	2	25	17	14	4	30	111	5
Ascites et anasarques..	3	4	3	2	11	8	7	4	6	53	39
Hydropisie méningienne..................	1	//	2	3	5	5	2	//	3	21	15
OEdème du poumon...	//	//	1	//	1	//	1	//	1	4	//
Id. de la glotte...	//	//	//	//	//	1	//	//	//	1	1
Epistaxis	1	1	1	//	12	6	2	//	5	28	20
Epanchements sanguins, macules	1	//	2	//	6	2	1	//	2	14	12
Hématemèse...........	//	//	//	//	//	1	//	//	//	1	//
Hémoptysie...........	//	//	//	//	1	//	1	//	//	2	//
Névroses du mouvement................	//	//	1	1	2	1	2	1	1	9	//
État typhoïde..........	2	2	2	1	4	2	3	3	1	19	17
TOTAL.....	27	26	54	14	105	81	61	32	58	448	127

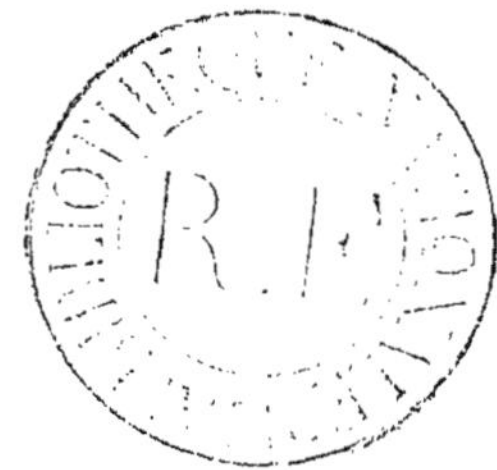

FIN.

www.ingramcontent.com/pod-product-compliance
Ingram Content Group UK Ltd.
Pitfield, Milton Keynes, MK11 3LW, UK
UKHW020328130726
13696UKWH00003B/1218